高等职业教育本科医疗器械类专业规划教材

医疗器械临床评价基础与应用

（供生物医学工程专业用）

主　编　鲁　瑶　冀呈雪

副主编　何　茜　赵祥欣

编　者　（以姓氏笔画为序）

王伟莉（上海皕晟管理咨询有限公司）

田欢欢（上海皕晟管理咨询有限公司）

李春丽（上海皕晟管理咨询有限公司）

李楠楠（浙江药科职业大学）

吴素敬（上海皕晟管理咨询有限公司）

何　茜（上海皕晟管理咨询有限公司）

邹　峰（浙江药科职业大学）

宋允允（上海皕晟管理咨询有限公司）

范巍巍（上海皕晟管理咨询有限公司）

周文臣（上海皕晟管理咨询有限公司）

赵祥欣（浙江药科职业大学）

梁　宇（上海皕晟管理咨询有限公司）

鲁　瑶（浙江药科职业大学）

冀呈雪（上海皕晟管理咨询有限公司）

中国健康传媒集团

中国医药科技出版社

内 容 提 要

　　本教材是"高等职业教育本科医疗器械类专业规划教材"之一，系根据高等职业教育本科人才培养方案和本套教材编写要求编写而成。本教材内容涵盖了医疗器械临床评价的各个方面，从基础理论到实践操作，从法规解读到案例分析。不仅详细介绍了中国医疗器械临床评价的法规要求、策略制定、数据来源与分析方法，还深入探讨了同品种临床评价、临床试验、免于临床评价等不同路径的特点和应用场景。

　　本教材可供全国高等职业教育本科院校生物医学工程专业师生作为教材使用，也可作为相关专业本科生及成人自学者的参考书。

图书在版编目（CIP）数据

　　医疗器械临床评价基础与应用／鲁瑶，冀呈雪主编.
北京：中国医药科技出版社，2025.1.　--（高等职业
教育本科医疗器械类专业规划教材）.　-- ISBN 978-7
-5214-5107-8

　　Ⅰ. R197.39

　　中国国家版本馆 CIP 数据核字第 2025ES7917 号

美术编辑　陈君杞
版式设计　友全图文

出版　**中国健康传媒集团**｜中国医药科技出版社
地址　北京市海淀区文慧园北路甲 22 号
邮编　100082
电话　发行：010 - 62227427　邮购：010 - 62236938
网址　www.cmstp.com
规格　889mm × 1194mm $^1/_{16}$
印张　8 $^3/_4$
字数　245 千字
版次　2025 年 1 月第 1 版
印次　2025 年 1 月第 1 次印刷
印刷　北京金康利印刷有限公司
经销　全国各地新华书店
书号　ISBN 978 - 7 - 5214 - 5107 - 8
定价　**39.00 元**

获取新书信息、投稿、
为图书纠错，请扫码
联系我们。

数字化教材编委会

主　编　鲁　瑶　冀呈雪
副主编　何　茜　赵祥欣
编　者　（以姓氏笔画为序）
　　　　王伟莉（上海莳晟管理咨询有限公司）
　　　　田欢欢（上海莳晟管理咨询有限公司）
　　　　李春丽（上海莳晟管理咨询有限公司）
　　　　李楠楠（浙江药科职业大学）
　　　　吴素敬（上海莳晟管理咨询有限公司）
　　　　何　茜（上海莳晟管理咨询有限公司）
　　　　邹　峰（浙江药科职业大学）
　　　　宋允允（上海莳晟管理咨询有限公司）
　　　　范巍巍（上海莳晟管理咨询有限公司）
　　　　周文臣（上海莳晟管理咨询有限公司）
　　　　赵祥欣（浙江药科职业大学）
　　　　梁　宇（上海莳晟管理咨询有限公司）
　　　　鲁　瑶（浙江药科职业大学）
　　　　冀呈雪（上海莳晟管理咨询有限公司）

前言 PREFACE

医疗器械作为现代医疗的重要支撑，其安全性与有效性直接关乎患者的健康和生命安全。随着科技的迅猛发展，医疗器械行业日新月异，新产品不断涌现，这对其临床评价提出了更为严格的要求。临床评价作为医疗器械研发和注册过程中的关键环节，对于确保医疗器械的安全性和有效性起着至关重要的作用。因此，深入理解和掌握临床评价的基础知识和应用技能，对于每一位从业者来说都是必不可少的。

当前，我国医疗器械临床评价法规体系经历了多次变革与完善，逐步与国际标准接轨。然而，法规的频繁更新以及行业发展的快速变化，使得医疗器械企业、从业者在临床评价过程中面临诸多挑战。因此，准确理解和应用相关法规，选择合适的临床评价路径，科学有效地开展评价工作，已成为行业内亟需掌握的关键方法。

为满足医疗器械行业对临床评价专业知识和实践指导的迫切需求，我们精心编写了这本《医疗器械临床评价基础与应用》。本书紧密围绕医疗器械临床评价的核心内容，全面、系统地阐述了相关理论、方法和实践要点，旨在为临床医学、药学、生物医学工程等相关专业的学生、医疗器械行业的从业者以及对医疗器械临床评价感兴趣的人士提供一本实用、权威、全面、系统的学习和参考资源。

在本教材的编写过程中，力求做到内容准确实用、具有前瞻性。我们充分考虑到医疗器械临床评价的复杂性和多样性，结合大量实际案例进行深入剖析，力求使读者能够清晰地理解各个环节的具体操作和注意事项。本教材不仅详细介绍了从中国医疗器械临床评价的法规要求、策略制定、数据来源与分析方法，还深入探讨了同品种临床评价、临床试验、免于临床评价等不同路径的特点和应用场景。同时，对临床评价报告的撰写以及典型案例进行了详细解读，为读者提供了全面、具体的指导。每一章节都经过精心策划和反复修订，以确保信息的权威性和指导性。

本书具有以下显著特点：一是内容全面，涵盖了医疗器械临床评价的各个方面，从基础理论到实践操作，从法规解读到案例分析，形成了一个完整的知识体系；二是实用性强，通过丰富的案例和实际操作指南，帮助读者将理论知识迅速应用到实际工作中，解决实际问题；三是权威性高，本教材依据最新的法规政策和行业标准编写，参考了众多权威文献资料，确保了内容的准确性和可靠性。

在此，要衷心感谢本教材的所有编者。他们凭借丰富的专业知识和实践经验，在繁忙的工作之余，投入大量时间和精力，为本教材的编写贡献了宝贵的智慧和力量。他们在医疗器械临床评价领域具有十余年的深厚造诣，在医疗器械领域积累的专业知识、丰富经验和卓越见解是本教材能够顺利完成的坚实基础，为本教材编写提供了专业支持和资源保障。

我们希望通过这本教材，帮助读者更好地理解医疗器械临床评价的复杂性和挑战性，同时提供实用的工具和方法，以支持读者在实际工作中做出科学、合理的决策，能够成为医疗器械企业、医疗机构、监管部门以及相关从业者在临床评价工作中的得力助手。无论是初学者还是资深专业人士，都能从中获得有价值的见解和启发，为推动我国医疗器械行业的健康发展贡献力量。

由于学科不断发展，编者能力所限，书中疏漏之处在所难免，恳请广大读者批评指正，以便修订时完善。

编　者
2024 年 10 月

CONTENTS **目录**

第一章 中国医疗器械临床评价法规介绍

学习目标

1. **掌握** 我国医疗器械临床评价的路径和要求。
2. **熟悉** 医疗器械临床评价技术指导原则的内容。
3. **了解** 我国医疗器械注册法规的四次变革时间和内容。
4. 具有识别不同申报医疗器械产品进行临床评价的能力。

第一节 中国医疗器械注册法规演进史

一、中国医疗器械注册法规的发展

《医疗器械监督管理条例》是中国医疗器械监管的最高法规，它规定了医疗器械的分类、注册、生产、经营、使用以及监督管理等方面的基本要求和制度。近 20 年，《医疗器械的监督管理条例》经历了 4 次变革。

2000 年 1 月 4 日，中华人民共和国国务院令第 276 号公布了《医疗器械监督管理条例》，这是中国医疗器械监管的初步法规，确立了医疗器械的基本分类、注册、生产、经营和使用要求，为医疗器械的监管奠定了基础。

2014 年修订的《医疗器械监督管理条例》（国务院令第 650 号），进一步明确了医疗器械的分类管理，强化了对医疗器械的注册管理要求，提高了对生产企业的监管标准，增加了对医疗器械不良事件的报告和处理机制。

2017 年则进一步对 2014 年修订的《医疗器械监督管理条例》进行了补充，也就是第 680 号令，该次修订对医疗器械的监管体系进一步完善，加强了对医疗器械全生命周期的监管，明确了各级药品监督管理部门的职责，提高了监管效率。

2020 年 12 月 21 日，国务院第 119 次常务会议修订通过了《医疗器械监督管理条例》（国务院令第 739 号），并自 2021 年 6 月 1 日起施行。该条例进一步强化了医疗器械的监管要求，引入了医疗器械注册人制度，鼓励创新，同时加强了对医疗器械临床试验的监管，加大了对违法违规行为的处罚力度。

《医疗器械注册与备案管理办法》则是根据《医疗器械监督管理条例》制定的下位法，具体规定了医疗器械注册与备案的程序、要求和相关技术规范。它明确了医疗器械注册申请人和备案人的责任，以及各级药品监督管理部门在医疗器械注册与备案中的职责。该办法由国家市场监督管理总局公布，用以规范和指导具体的注册与备案工作。

总体来说，《医疗器械监督管理条例》提供了医疗器械监管的整体框架和方向，而《医疗器械注册与备案管理办法》则是在这个框架下，对注册和备案流程进行具体操作层面的细化。两者相辅相成，共同构成了中国医疗器械监管的法规体系。

《医疗器械注册与备案管理办法》近 20 年同样也经历了几次变迁。

2000 年，《医疗器械注册管理办法》（局令第 16 号）公布，为医疗器械的注册提供了初步的程序和要求。

2014 年修订的《医疗器械注册管理办法》（局令第 4 号），在注册程序、技术要求、临床试验等方面进行了细化和完善。

而最新一次法规变更，《医疗器械注册管理办法》变更为《医疗器械注册与备案管理办法》（局令第 47 号），自 2021 年 10 月施行，落实了"四个最严"要求，即最严谨的标准、最严格的监管、最严厉的处罚、最严肃的问责，进一步优化了审评审批流程，提高了审评审批的质量和效率。

这些变革体现了中国政府对医疗器械监管的重视，旨在确保医疗器械的安全性、有效性和可控性，同时鼓励行业的创新和发展，满足公众对高质量医疗服务的需求。随着科技的进步和市场需求的变化，预计未来中国的医疗器械监管体系还将继续完善和发展。

二、医疗器械临床评价的法规历程

医疗器械临床评价法规发展相对较晚，2014 年 8 月，《医疗器械临床评价技术指导原则》征求意见稿第一次发布。2015 年 5 月 19 日，《医疗器械的临床评价技术指导原则》正式版发布。2021 年 9 月 28 日，《医疗器械临床评价技术指导原则》等五个临床系列指导原则发布，为临床评价工作的展开提供了更明确的法规依据。

2000—2014 年，医疗器械临床相关法规遵循的是《医疗器械监督管理条例》（国务院令 276 号）和《医疗器械注册管理办法》（局令第 16 号）。其中规定：境内医疗器械必须提交两家以上的临床试验基地的临床试验报告；境外医疗器械只需要提交在境外的临床试验资料即可。如果原产国不需要提交临床试验资料，则在中国的提交资料中也可以豁免。

2014 年，《医疗器械监督管理条例》（国务院令第 650 号）、《医疗器械注册管理办法》（局令第 4 号）提出了临床评价的概念，首次明确了临床评价有三条路径（图 1-1）。

办理第一类医疗器械备案，不需进行临床试验。申请第二类、第三类医疗器械注册，应当进行临床试验。其中第二类、第三类医疗器械，部分可免于进行临床试验。免于进行临床试验的医疗器械目录由国家药品监督管理局制定、调整并公布。未列入免于进行临床试验的医疗器械目录的产品，通过对同品种医疗器械临床试验或者临床使用获得的数据进行分析评价，能够证明该医疗器械安全、有效的，申请人可以在申报注册时予以说明，并提交相关证明资料。

该法规首次引入了"同品种"这一概念，然而却将其命名为"同品种医疗器械临床试验"。这一命名方式致使众多企业对同品种的概念产生了错误的解读，误以为仍然需要开展临床试验。

2021 年，《医疗器械监督管理条例》（国务院令第 739 号）、《医疗器械注册与备案管理办法》（局令第 47 号）实施，同时国家药品监督局也发布了《医疗器械临床评价技术指导原则》等五项技术指导原则，其中再次调整并明确了临床评价的路径（图 1-2）。将原来的免于进行临床试验的路径调整为免于进行临床评价。也就是说，所有的二、三类医疗器械均有两条路径可以进行注册申请：一条是免于进行临床评价，一条是临床评价。临床评价下又包含两条路径：同品种临床评价和临床试验。

本次法规体系的升级，明确将"同品种"定义为同品种临床评价，这使得大家能够更为清晰地认识到同品种与临床试验之间存在显著区别，即同品种临床评价并不等同于临床试验。通过对临床数据进行分析评价，证明产品的安全性和有效性可以免于进行临床试验。

图 1-1　2014 年《医疗器械监督管理条例》
提及的临床评价的三条路径

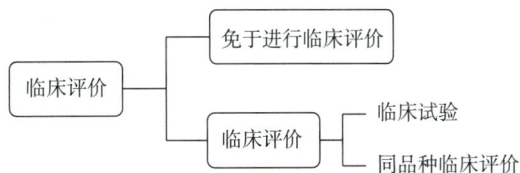

图 1-2　2021 年《医疗器械监督管理条例》
提及的临床评价两条路径

三、医疗器械临床评价的法规要求

医疗器械的临床评价是确保其安全性和有效性的重要环节，在医疗器械的注册、备案过程中起着至关重要的作用。在众多法规中，均对临床评价提出了要求。

《医疗器械监督管理条例》第二十四条规定："医疗器械产品注册、备案，应当进行临床评价；但是符合下列情形之一，可以免于进行临床评价：（一）工作机制明确、设计定型，生产工艺成熟，已上市的同品种医疗器械临床应用多年且无严重不良事件记录，不改变常规用途的；（二）其他通过非临床评价能够证明该医疗器械安全、有效的。"这意味着，在医疗器械产品注册和备案的过程中，并非所有情况都必须进行临床评价。

例如，某些常见的医疗器械，如透视 X 射线机，若描述符合：通常由 X 射线发生装置、荧光屏或电视系统或动态探测器等影像接收装置组成，可能带有患者支撑装置等。利用人体不同组织和器官对射线衰减不同的原理，通过对 X 射线源的连续加载，在成像介质上转化为动态影像的通用 X 射线设备。用于对患者的常规透视，获得连续影像供临床诊断用。鉴于其工作原理和设计已十分成熟，同类产品在临床上广泛应用且表现良好，就有可能符合免于临床评价的条件。

这种规定在保障医疗器械安全性和有效性的基础上，为企业节省了时间和成本，提高了医疗器械注册和备案的效率，促进了医疗器械行业的发展。

《医疗器械监督管理条例》第二十五条规定："进行医疗器械临床评价，可以根据产品特征、临床风险、已有临床数据等情形，通过开展临床试验，或者通过对同品种医疗器械临床文献资料、临床数据进行分析评价，证明医疗器械安全、有效。"这一规定明确了医疗器械临床评价存在两条清晰的路径：一是临床试验路径，二是同品种路径。

在实际进行医疗器械的临床评价工作时，应当充分考虑产品自身的特征、可能存在的临床风险以及已有的临床数据等具体情况。在此基础之上，选择通过开展临床试验，或者借助同品种医疗器械的临床文献资料、临床数据进行分析评价的方式，来有力地证明医疗器械的安全性和有效性。

例如，对于创新性较强或者临床风险较高的医疗器械，如颅内支架，可能更适合选择开展临床试验来获取直接的数据以证明其安全有效；而对于一些原理和性能较为成熟，市场上已有类似产品的医疗器械，如颅内弹簧圈，则可以通过同品种临床评价的路径来达到目的。

《医疗器械注册与备案管理办法》中关于医疗器械临床评价有如下描述。

第三十三条规定："除本办法第三十四条规定情形外，医疗器械产品注册、备案，应当进行临床评价。医疗器械临床评价是指采用科学合理的方法对临床数据进行分析、评价，以确认医疗器械在其适用范围内的安全性、有效性的活动。申请医疗器械注册，应当提交临床评价资料。"

第三十五条规定："开展医疗器械临床评价，可以根据产品特征、临床风险、已有临床数据等情形，通过开展临床试验，或者通过对同品种医疗器械临床文献资料、临床数据进行分析评价，证明医疗器械的安全性、有效性。按照国家药品监督管理局的规定，进行医疗器械临床评价时，已有临床文献资料、临床数据不足以确认产品安全、有效的医疗器械，应当开展临床试验。国家药品监督管理局制定医疗器械临床评价指南，明确通过同品种医疗器械临床文献资料、临床数据进行临床评价的要求，需要开展临床试验的情形，临床评价报告的撰写要求等。"

第三十六条规定："通过同品种医疗器械临床文献资料、临床数据进行临床评价的，临床评价资料包括申请注册产品与同品种医疗器械的对比，同品种医疗器械临床数据的分析评价，申请注册产品与同品种产品存在差异时的科学证据以及评价结论等内容。通过临床试验开展临床评价的，临床评价资料包括临床试验方案、伦理委员会意见、知情同意书、临床试验报告等。"

《医疗器械注册与备案管理办法》中关于医疗器械临床评价主要提到以下三点：①强调了医疗器械产品注册或备案过程中临床评价的重要性，以及注册申请时必须提交相关的临床评价资料；②描述了医疗器械临床评价的两种主要方法——临床试验与同品种临床评价；③列出了通过不同途径进行临床评价所需提交的资料，如果是通过同品种医疗器械的文献和数据进行评价，则需要包括产品与同品种医疗器械的对比分析、差异的科学证据以及评价结论。如果是通过临床试验进行评价，则需要提交临床试验方案、伦理委员会的意见、知情同意书以及临床试验报告等资料。

总体来说，这些法规明确了医疗器械注册过程中临床评价的必要性，评价的方法和所需提交的资料，以及国家药品监督管理局在制定评价指南和规范中的作用。为注册工作提供了指导性意见。

第二节　《医疗器械临床评价技术指导原则》概要

一、临床评价通用指导原则体系构成

为指导医疗器械临床评价工作，根据《医疗器械监督管理条例》（国务院令第650号）和《医疗器械注册管理办法》（国家食品药品监督管理总局令第4号），2015年国家食品药品监督管理总局组织制定了《医疗器械临床评价技术指导原则》，并在2021经过细化、拆分，演变为三个指导原则：《医疗器械临床评价技术指导原则》（2021年第73号）、《医疗器械注册申报临床评价报告技术指导原则》（2021年第73号）、《医疗器械等同性论证技术指导原则》（2021年第73号）。

同时，2021年新增了《决策是否开展医疗器械临床试验技术指导原则》（2021年第73号）和《医疗器械临床试验数据递交要求注册审查指导原则》（2021年第91号）。这两项指导原则主要用于临床试验评价路径。上述五个指导原则通常被称为通用原则，它们之间相互引用。

现阶段医疗器械临床评价通用指导原则体系主要由九个指导原则构成。

1. 总体指导原则

（1）《医疗器械临床评价技术指导原则》　指明如何开展医疗器械的临床评价。

（2）《医疗器械注册申报临床评价报告技术指导原则》　明确如何撰写医疗器械临床评价报告，给出了报告撰写过程的具体要求和模板，以及开展等同性评价的具体要求。

2. 临床试验相关指导原则

（1）《决策是否开展医疗器械临床试验技术指导原则》　明确了决策临床试验的具体考虑因素。

（2）《医疗器械临床试验设计指导原则》　为临床试验设计提供指导。

（3）《医疗器械临床试验数据递交要求注册审查指导原则》　主要用于指导注册申请人规范提交临床试验数据及相关资料，利于临床评价相关资料的准备和审评工作。

（4）《接受医疗器械境外临床试验数据技术指导原则》　对应临床评价过程中如何使用境外临床试

验数据。

3. 同品种医疗器械临床评价相关指导原则　《医疗器械临床评价等同性论证技术指导原则》：指导如何论证同品种器械的等同性。

4. 真实世界数据应用相关指导原则

（1）《真实世界数据用于医疗器械临床评价技术指导原则》（试行版）　为真实世界数据应用于医疗器械临床评价提供技术指导，规范相关流程和要求。

（2）《医疗器械真实世界研究设计和统计分析注册审查指导原则》　为医疗器械的真实世界研究提供了一套系统的方法论。

这九个指导原则共同构建了临床评价的通用指导原则体系。其中，总体指导原则为开展临床评价提供基础；临床试验相关的四个指导原则相互配合，涵盖从决策到设计、数据递交等环节；同品种医疗器械临床评价路径的实施需参考总体和等同性论证相关指导原则；真实世界数据应用则重点参考相关的两个指导原则。

其中，《医疗器械临床评价技术指导原则》在临床评价相关指导原则中具有核心地位。它为医疗器械的临床评价提供了总体的原则和框架，明确了临床评价的定义、范围、方法和流程等关键内容。该指导原则与其他相关指导原则相互引用，共同构成了医疗器械临床评价的指导体系。

《医疗器械临床评价技术指导原则》同等转化了国际医疗器械监管机构论坛（IMDRF）的三个国际协调文件《临床证据－关键定义和概念》《临床评价》和《临床试验》。这三份文件为医疗器械的临床评价提供了关键的定义和概念、指导原则和方法，旨在促进临床评价要求的科学化、国际化、现代化，并加速我国临床评价要求与国际标准的趋同。

二、框架体系与主要概念

《医疗器械临床评价技术指导原则》确保了临床评价工作的科学性、合理性和一致性。它为注册申请人开展临床评价提供了基本依据，也为监管机构对临床评价的审核和评估提供了重要的参考标准。

《医疗器械临床评价技术指导原则》共分为三个部分。第一部分着重介绍临床评价和临床证据相关定义与概念，深入阐述临床试验、临床数据、临床评价以及临床证据之间的相互关系。第二部分围绕临床评价展开，涵盖临床评价的基本原则，明确如何识别相关的临床数据，阐述怎样评估和分析临床数据，以及如何将临床评价的过程文件化处理从而形成临床评价报告。第三部分聚焦于临床试验，包括明确何时需开展医疗器械临床试验以论证产品对相关安全和有效基本原则的符合性，同时阐述关于医疗器械临床试验的一般原则。

接下来，我们将对临床评价和临床证据等相关概念进行介绍，并阐述临床试验、临床数据、临床评价以及临床证据之间的关系。

1. 临床证据　是与医疗器械相关的临床数据及其评价。

临床证据是医疗器械技术文档的重要组成部分，与其他设计验证及确认文件、产品描述、说明书和标签、风险分析及生产信息共同论证产品对安全和有效基本原则的符合性。临床证据可用于支持产品上市，包括产品的适用范围以及对于产品安全性、临床性能和（或）有效性的宣称。

2. 临床评价　是指采用科学合理的方法对临床数据进行分析评价，以确认医疗器械在其适用范围下的安全性、临床性能和（或）有效性的持续进行的活动。

临床评价由注册申请人实施，用于论证产品对安全和有效基本原则的符合性。临床评价的结果是临床评价报告，可提供给监管部门进行审评。临床评价报告对临床数据及其质量进行详细阐述，论证临床数据如何证明产品对安全和有效基本原则的符合性。临床评价需持续开展，产品上市后，注册申请人需对产品安全性、临床性能和（或）有效性信息进行常规监测，并根据更新的信息，进行风险受益再评估。

临床评价的输入主要是来源于临床试验报告、临床文献和临床经验的临床数据。根据产品特征、适用范围、注册申请人宣称、警示及注意事项的充分性、临床使用经验的不同，论证产品对安全和有效基本原则符合性需要的临床数据和证据亦不相同。临床评价旨在证明，与患者受益相比，产品使用相关的风险可接受，且能较高程度地保护患者健康及安全。因此临床评价需与风险管理文件相互参照。

3. 临床数据   是在医疗器械临床使用过程中产生的安全性、临床性能和（或）有效性信息。

临床数据的来源包括：①申报产品上市前和上市后临床试验数据（含临床文献）；②同品种医疗器械上市前和上市后的临床试验数据（含临床文献）；③已发表和（或）未发表的申报产品或同品种医疗器械的临床经验数据；④其他来源的临床经验数据，如登记研究、不良事件数据库和病历数据等。

4. 临床试验   为评价医疗器械的安全性、临床性能和（或）有效性，在一例或多例受试者中开展的系统性的试验或研究。

临床试验包括可行性试验、为获得上市批准而进行的试验，以及在上市批准后开展的试验。

在进行临床评价时，首先需要基于对临床证据的分析，明确对于临床证据的需求，进而生成临床数据。临床数据包括三种类型：临床文献数据、临床经验数据和临床试验数据。生成这些数据的手段主要有三种：通过文献检索获取文献数据；通过国家数据库和企业数据库的临床经验数据检索来获得临床经验数据；通过开展临床试验来获得临床试验数据。

获得临床数据之后，需采用科学合理的方法对临床数据进行评价分析，以确认医疗器械在其适用范围下的安全有效性和临床性能，这一持续进行的活动就是临床评价。临床评价是一项活动，而临床数据是在医疗器械临床使用过程中产生的关于安全有效性和临床性能的信息。

临床试验是生成临床数据的重要途径之一，它是为评价医疗器械的安全性、有效性或临床性能，在一例或者多例受试者中开展的系统性的试验或研究。在临床评价指导原则中，临床试验包含了可行性试验、为获得上市批准而进行的试验，以及在上市批准后开展的试验。

临床数据包括申报产品和同品种器械在上市前、上市后的临床经验、临床文献以及临床试验数据。其中，临床经验数据包含已发表或者未发表的临床经验数据，还包括登记研究、不良事件数据库和病例数据等。临床试验通常由医疗机构开展实施，而临床评价由注册申请人实施，用于论证产品对安全和有效基本原则的符合性。临床评价的结果是形成临床评价报告，临床评价报告需要对临床数据及其质量进行详细阐述，以论证临床数据能证明产品对于安全和有效基本原则的符合性。临床评价输入的来源包括临床试验报告、临床文献和临床经验中的临床数据。

临床证据收集完成后，还需纳入其他文件进行综合分析，如设计验证及确认文件、产品描述、说明书和标签、风险分析以及生产信息等，共同论证产品是否满足安全和有效基本原则的符合性。

三、临床评价概述

《医疗器械临床评价技术指导原则》对临床评价进行了总领性概述。临床评价是指采用科学合理的方法对临床数据进行分析评价，以确认医疗器械在其适用范围下的安全性、临床性能和（或）有效性的持续进行的活动。临床评价需贯穿医疗器械全生命周期持续开展。

在设计开发阶段，临床评价需确定上市前产品评价所需的临床数据。在产品上市后，则需周期性地进行临床评价。

产品注册时，申请人应进行恰当的符合性评估，证明产品符合《医疗器械安全和有效基本原则》。具体来说，申请人需证明，在适用范围下，产品已达到预期性能；与受益相比，已知以及可预见的风险已降至最低并可接受。并且对医疗器械安全性、临床性能和（或）有效性的任何宣称均可得到适当证据的支持。

注册申请人还需实施并维持上市后监测计划，对产品安全性、临床性能和（或）有效性进行常规监测，并将其作为质量管理体系的一部分。上市后监测的范围和性质应与产品及其适用范围相适应。注册申请人需使用上市后监测计划产生的数据（如不良事件报告、上市后临床试验、临床文献数据等）开展临床评价，周期性审核产品的安全性、临床性能和（或）有效性以及风险受益评估，并更新临床证据。

持续开展临床评价使注册申请人可根据相关法规要求，对产品风险受益的重大变化，或者需对禁忌证、警告、预防措施或说明书等方面进行变更时，向监管机构申请变更注册、说明书更改告知等事项。

临床评价有着明确的流程：①识别需要临床数据支持的安全和有效基本原则；②识别与产品及其适用范围相关的可用的临床数据；③根据产品在适用范围下的安全性、临床性能和（或）有效性的论证需要，评价临床数据的适宜性和贡献；④在上述流程的基础上，根据安全性、临床性能和（或）有效性剩余问题的解决需要，产生新的临床数据；⑤汇总所有临床数据，得出产品安全性、临床性能和（或）有效性的结论。

上述流程的结果应文件化，以形成临床评价报告。临床评价报告及作为其基础的临床数据将作为产品的临床证据。

注册申请人使用临床证据，以及其他设计验证和确认文件、器械描述、说明书和标签、风险分析以及生产信息，论证产品对安全和有效基本原则的符合性。上述信息和文件是医疗器械技术文档的一部分。

为有效论证产品的安全性、临床性能和（或）有效性，临床评价需全面、客观（同时考虑有利和不利数据）。然而，产品所用技术的类型、历史及其风险存在较大差异。许多产品通过渐进性创新而开发或改进，并非全新产品。此种产品通常可利用同品种器械安全性、临床性能和（或）有效性的临床经验和文献报告作为其临床证据，从而降低了申报产品开展临床试验获取数据的需求。

此外，《医疗器械临床评价技术指导原则》还列举了的 10 个临床评价相关的比较重要的定义，其中临床性能、有效性和安全性的定义需重点关注。

临床性能指医疗器械实现其预期用途的能力，它侧重于评估医疗器械是否能够达到其设计的目的。有效性则关注医疗器械在适用范围内是否能够产生具有临床意义的结果，即它强调的是医疗器械在实际使用中是否能够达到预期的效果。至于安全性，其概念相对直接，指的是在产品使用过程中，与之带来的受益相比，其风险是否在可接受的范围内。简而言之，这三个方面共同构成了对医疗器械综合性能的全面评估。

并且在《医疗器械临床评价技术指导原则》中，关于不良事件和严重不良事件的定义和《医疗器械临床试验质量管理规范》（good clinical practice，GCP）也存在差异。在 GCP 中，不良事件是指在医疗器械临床试验过程中出现的不良医学事件，无论是否与试验医疗器械相关。相比之下，指导原则的定义更为广泛，涵盖了医疗器械上市前临床试验以及上市后临床使用过程中发生的与医疗器械相关的不利医学事件。在 GCP 和《医疗器械临床评价技术指导原则》中，对于严重不良事件的具体定义是相同的，只是发生的时间段存在差异。GCP 中特别指出严重不良事件是指在临床试验过程中发生的事件，而《医疗器械临床评价技术指导原则》规定，严重不良事件既涵盖了在临床试验过程中产生的情况，也包括了上市后临床使用过程中发生的情形，其包含的范围相较于 GCP 更为广泛。

🔗 **知识链接**

临床评价涉及的基本概念

1. 不良事件　对患者/受试者、使用者或其他人员不利的医学事件。在临床试验中，不良事件是指在医疗器械临床试验过程中出现的不利的医学事件，无论是否与试验医疗器械相关。在临床经验中，不良事件包括可能与医疗器械有关的不利的医学事件。

2. 临床性能　医疗器械实现其预期临床用途的能力。

3. 对比器械　注册申请人选择的，旨在将其临床数据用于支持申报产品临床评价的医疗器械。

4. 符合性评价　注册申请人按照监管机构的要求，对生成的证据及其过程进行系统性检查，以确定医疗器械符合安全和有效基本原则。

5. 有效性　医疗器械在其适用范围内获得有临床意义的结果的能力。

适用范围：注册申请人在技术规范、说明书及相关信息中提供的，关于产品使用、过程或服务的客观目的。

6. 公认标准　被认可的、依据其可推定产品符合特定的安全和有效基本原则的标准。

7. 安全性　在适用范围内使用产品时，与受益相比，风险可接受。

8. 严重不良事件　导致死亡或者健康状况严重恶化，包括致命的疾病或者伤害、身体结构或者身体功能的永久性缺陷、需要住院治疗或者延长住院时间、需要进行医疗以避免对身体结构或者身体功能造成永久性缺陷；导致胎儿窘迫、胎儿死亡或者先天性异常、先天缺损等的不良事件。

9. 技术文档　证明产品对安全和有效基本原则符合性的文档化证据，通常为质量管理体系的输出。

不良事件是对于患者、受试者、使用者或其他人员不利的医学事件。在临床试验中，它特指在医疗器械临床试验过程中出现的不利医学事件。无论是否与医疗器械试验的医疗器械相关，只要出现安全性事件，均需要判定为不良事件。然而，不良事件在临床经验中的判定标准有所不同。只有可能与医疗器械相关的医学事件，才会被判定为不良事件。上市后的临床使用数据，通常称为临床经验数据，其收集可以从多个渠道进行。一方面，可以通过企业数据库来获得产品的上市后不良事件数据；另一方面，也可以进行临床文献检索来获取相关信息；此外，还可以通过检索公开的各国家数据库，以查找到不良事件与召回信息。临床评价在进行数据收集时，需要注意对不良事件是否与器械相关进行判断与区分。

例如，在进行同品种临床评价的时，如果申报产品或同品种器械已经在境外上市，需要收集相应的临床经验数据，其中可能包括上市前临床试验中的不良事件，也可能会包含临床使用过程中的不良事件。

总之，上述关于医疗器械临床评价的一系列定义，涵盖了从产品的设计开发、注册上市到上市后监测的全过程，为全面、准确地评估和监管医疗器械奠定了坚实基础。它们不仅在理论层面为行业提供了清晰的概念框架，而且在实践操作中为企业、监管机构和相关从业者指明了方向。这些定义的存在和严格遵循，对于保障医疗器械的安全性、有效性和质量具有至关重要的作用。例如，通过明确临床评价的流程和要求，企业能够更加有针对性地开展研发工作，确保产品符合相关标准和原则，减少不必要的风险和损失；监管机构能够依据这些定义和标准进行有效的审查和监督，维护市场秩序和公众健康。可以说，这些定义是医疗器械领域健康发展的基石，为推动行业的创新和进步提供了有力的支持。

四、临床试验概述

《医疗器械临床评价技术指导原则》也对临床试验进行了总领性概述。临床试验为评价医疗器械的安全性、临床性能和（或）有效性，在一例或多例受试者中开展的系统性的试验或研究。《医疗器械临床试验质量管理规范》规定了开展临床试验的相关要求。临床试验必须考虑临床数据收集的科学原则以及围绕受试者使用的公认伦理标准。

决策何时需开展临床试验主要考虑以下三方面因素。①当其他数据来源（如非临床测试、已有临床数据等）不能论证产品对于安全和有效基本原则的符合性时［包括安全性、临床性能和（或）有效性，以及受益/风险比的可接受性］时，需要开展临床试验。开展临床试验时，获得的数据用于产品临床评价过程且为临床证据的一部分。②考虑是否需要开展临床试验时，需考虑对于特定产品在其适用范围下，是否存在需在临床试验中解决的安全性、临床性能和（或）有效性的新问题。通常，此类问题更多见于高风险和（或）新型医疗器械。③新技术要求的临床试验数据，对于成熟技术可能是不需要的。对于成熟技术，在没有识别出新的风险，且适用范围未改变的情形下，已有的临床数据（如已发表的文献、临床经验报告、上市后报告和不良事件数据等）可能已可充分确认其安全性、临床性能和（或）有效性，原则上不需要开展临床试验。

总体而言，只有当出现有数据无法够论证某些问题时，才需要通过临床试验来生成新的数据。具体有以下三种情形：①当非临床测试已有的临床数据不能够论证产品的安全有效性时，需要开展临床试验去获取临床数据，这些临床数据是可以用于产品的临床评价过程，并且作为临床证据的一部分；②对于高风险和新型的医疗器械，如果这些医疗器械在其适用范围下存在必须通过临床试验才能够去解决的问题，那么就需要开展临床试验来去收集新的临床数据；③新技术通常需要临床试验数据来论证新的问题。但对于成熟技术而言，如果没有识别出新的风险且适用范围未改变，那么已有的临床数据，如已发表的文献、临床经验报告、上市后报告和不良事件数据等，就有可能充分确认其安全性、临床性能和有效性，在这种情况下原则上不需要开展临床试验。

在决定了何时要开展临床试验之后，是否需要开展临床试验也有三个主要的考虑因素（图1-3）：①识别需临床数据支持的安全和有效基本原则（例如，特定的安全性、临床性能、受益/风险的可接受性）；②风险管理活动有助于识别需要的临床数据，以解决现有信息（如产品设计、临床前和材料/技术评价、相关标准的符合性、说明书和标签等）未能完全解决的剩余风险和临床性能方面的问题；③临床评价将论证哪些临床数据可通过文献检索、已完成的临床试验（包括在其他监管区域产生的临床数据）、临床经验或同品种医疗器械的临床数据（非临床数据）提供；当数据不可获得或不足以论证产品对安全和有效基本原则的符合性时，哪些临床数据需从临床试验中产生。同品种医疗器械临床数据的可比性和充分性需仔细检查。

总体而言，判断是否需要开展临床试验，首先应从产品的适用范围和产品特征出发进行临床评价。要识别产品需满足的安全和有效的基本原则，如特定的安全性、临床性能、受益风险的可接受性等。若现有数据无法论证产品符合安全性能的基本原则，则需开展相应的临床试验收集证据；若能够论证，则无须开展更多的临床试验生成临床数据。同时，在临床试验实施前，需要考虑到风险的分析和识别。风险管理活动有助于识别未能完全解决的剩余风险和临床性能方面的问题。通过识别这些剩余的风险来设计相应的临床试验，以解决现有信息未能解决的问题。在整个临床评价的过程中，要分析收集哪些数据是已有的且能够论证产品安全有效性。当这些数据不可获得或不足以论证时，才需考虑从新的临床试验中生成和收集新数据。若开展同品种医疗器械的临床评价，则需要全面地收集申报产品和同品种器械的临床数据，并对其充分性、可用性和可比性进行仔细的分析，以评估数据的可用度。

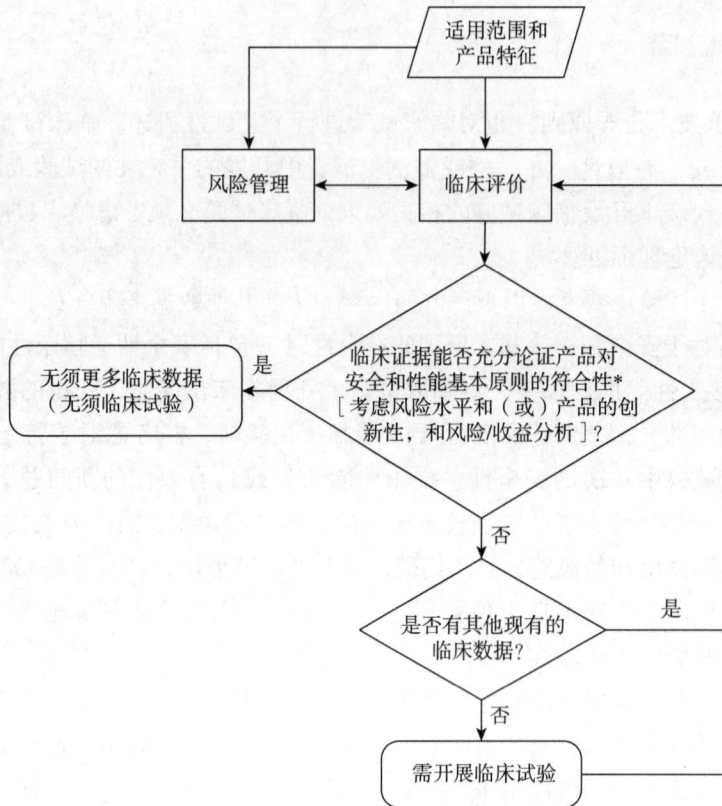

*符合性能标准有可能充分论证产品对医疗器械安全和性能基本原则的符合性

图1-3　判断是否需要开展临床试验流程图

在基于上述考虑因素判断医疗器械何时、是否需要开展临床试验，医疗器械临床试验决策流程可以总结为图1-4，共有11种情况，具体每种情况的分析在后续章节会详细说明。

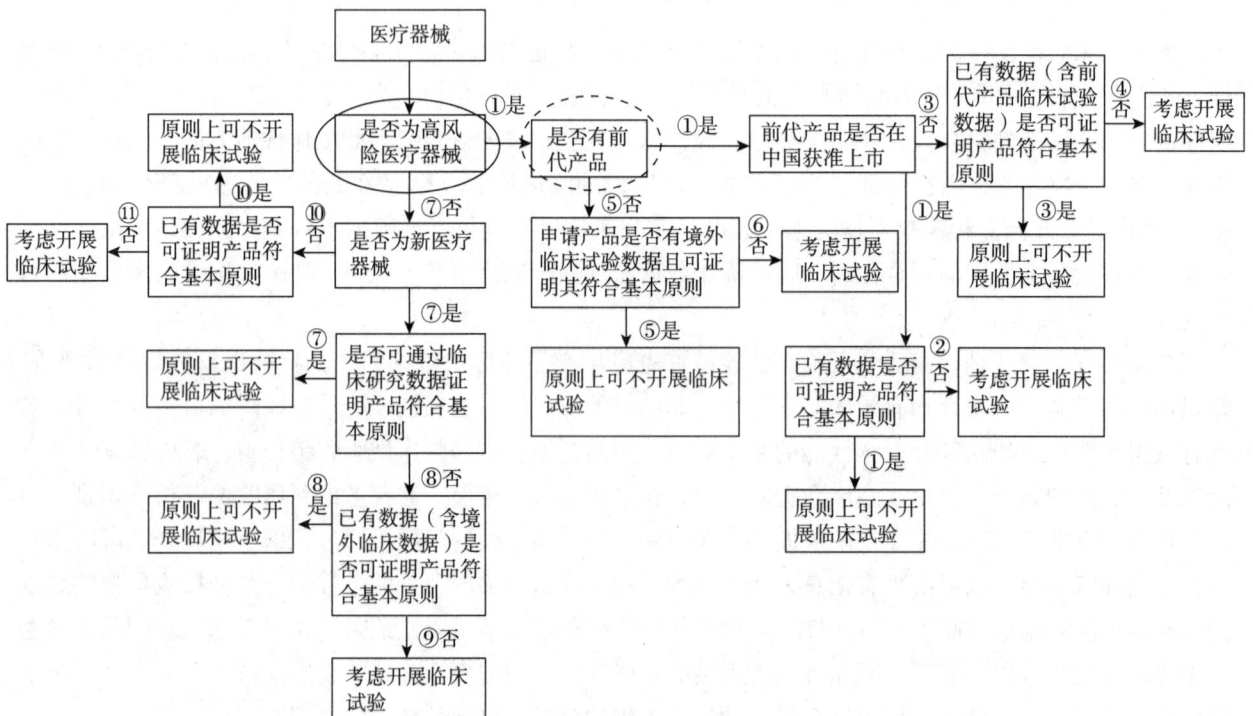

图1-4　医疗器械临床试验决策流程

第三节　《医疗器械注册申报临床评价报告技术指导原则》解读

一、概述

医疗器械临床评价是采用科学合理的方法对临床数据进行分析和评价，以确认医疗器械在其使用范围内的安全有效性的活动。临床数据是指临床试验、临床文献以及临床经验数据。开展医疗器械的临床评价就是根据产品的特征、临床风险、已有临床数据等情形，通过两种路径来开展：临床试验或者同品种医疗器械的临床数据来进行分析和评价，证明器械的安全有效性。

《医疗器械临床评价技术指导原则》由 2015 年的第 14 号令不断细化、拆分，并转化 IMDRF 文件，形成了五个相关指导原则。其中，《医疗器械临床评价技术指导原则》和《医疗器械注册申报临床评价报告技术指导原则》为通用原则，适用于同品种临床评价和临床试验；另外还有《医疗器械等同性论证技术指导原则》这一专属指导原则。

从医疗器械临床系列指导原则中可知，临床评价路径已经由原来的三条路径改为现在的两条路径。《免于进行临床评价医疗器械目录》中的产品不再归属于临床评价范围，也就是《免于进行临床评价医疗器械目录》中产品在撰写免于临床评价报告的过程中，无须再参照《医疗器械注册申报临床评价报告技术指导原则》的相关要求。

临床评价如今分为两条路径：同品种临床评价和临床试验。同品种临床评价路径又分为两种情况：①通过等同器械的临床数据进行临床评价；②在使用等同器械临床数据的基础上，同时补充可比器械论证部分差异的临床评价。无论是使用等同器械还是可比器械，都有一个大的前提——首先要进行等同性的论证。

临床试验路径下，分为三种情况：境内开展的临床试验、境外开展的临床试验、多区域的临床试验。需要进行临床试验的产品主要是包括在《需进行临床试验审批的第三类医疗器械目录》内的产品，以及虽然没有被列入该审批目录，但是仍然属于高风险和新型医疗器械的产品。那么具体选择哪条路径呢？这需要根据申报产品的技术特征、适用范围、已有临床数据的情况来选择恰当的评价路径。可以选择其中一种，也可以选择两种评价路径的组合来开展相应的临床评价工作。

二、指导原则主要内容

导则的前言部分明确了临床评价的定义。临床评价是采用科学合理的方法对临床数据进行分析和评价，来确认医疗器械在其适用范围内的安全有效性的持续进行的活动。这是在《医疗器械临床评价技术指导原则》以及《医疗器械注册管理办法》中相关的要求。但是在《医疗器械临床报告撰写技术指导原则》中，可以看到它明确了本报告是适用于上市前的注册临床评价。对于上市后的临床评价，暂时没有提出相应的要求，并不需要根据该报告撰写的指导原则进行。

"本指导原则适用于需要开展临床评价的第二类、第三类医疗器械产品注册时临床评价报告的编写工作，不适用于按医疗器械管理的体外诊断试剂，不适用于列入免于进行临床评价医疗器械目录的产品。"

对于该指导原则适用范围，前文已明确表示，其不适用于体外诊断试剂，也不适用于《免于进行临床评价医疗器械目录》中的产品。此指导原则仅适用于上市前注册需要开展临床评价的二类和三类医疗器械，所以本指导原则不适用于上市后的临床评价。

🔗 知识链接

《医院器械临床评价技术指导原则》常见问题解析

1. 本指导原则是否只适用于同品种的临床评价？

答案是否定的。从该指导原则中可以清晰地看到，临床评价报告指导原则同时适用于同品种临床评价和临床试验这两种路径。对于需要进行临床评价的产品或器械包，部分组件或者产品列入《免于进行临床评价医疗器械目录》，相关的组件或者产品需要参考《列入免于临床评价医疗器械目录产品对比说明技术指导原则》，并按照这一指导原则的要求进行相应的对比，并在临床评价报告的临床评价范围中进行相应的阐述。

2. 可比器械是否可以单独使用？

可比器械和等同器械的定义并不相同，它们在临床评价报告中的分量也各异。对于等同器械，可以通过等同器械的临床数据进行临床评价，也就是说，单独使用等同器械的数据可以开展完整的临床评价。但对于可比器械，导则中所进行的描述是"使用可比器械的临床数据进行部分临床评价"，这也就意味着，可比器械只能起到一个辅助论证的作用。所以只有可比器械的临床评价报告是不可行的，必须配合等同器械共同论证。

3. 临床评价和免于临床评价之间存在何种关系？

在二类和三类医疗器械注册产品中包含了《免于进行临床评价医疗器械目录》的 1248 种产品（数据不断更新中），该目录简称为豁免目录。除此之外，我们还常常提到的另一个目录《需进行临床试验审批的第三类医疗器械目录》，包含六大类第三类医疗器械，该目录内的产品必须进行临床试验审批。还有一部分产品虽然不需要进行临床试验的审批，但是如果属于高风险医疗器械或者是新型医疗器械，也需要开展临床试验。也就是说，所有需要注册的二类和三类医疗器械，扣除了免于临床评价的产品和必须进行临床试验的产品之外，剩下的医疗器械产品可以尝试通过同品种临床评价路径上市。当然，这条路径能否成功，还是取决于申报产品自身的特点。在整个临床评价的过程中，真实世界数据以及境外临床试验数据同样可以支持临床评价的两条路径，即同品种医疗器械临床评价和临床试验。

通过近些年公布的审评推荐临床评价路径与 CMDE 公布的医疗器械临床试验信息来看，临床试验的比例呈现了逐年降低的趋势。2016 年 1 月—2018 年 6 月临床试验的占比约为 18.5%。2019 年 8 月—2020 年 11 月临床试验的占比由 18.5% 降至 12.5%。预计未来临床试验的比率将会进一步降到 8%～9%。相应地，同品种和免于临床评价的比例将会由原来的 87.5% 上升为 91%～92%。（数据来源：《关于临床一部成立以来医疗器械临床评价有关情况的报告》《新法规实施以来临床评价有关情况的调研报告》）。需要注明的是，这里的统计数字，是以同期所受理的首次注册和复杂许可事项变更的数量来作为分母进行计算的。也就意味着，对于临床评价相关法规和指导原则的深刻理解，有助于产品选择到更加合理的临床评价路径。整个国家相关法规的不断完善，让我们能够开展合理、科学的临床评价，做到了有章可循，有法可依。

三、通过同品种临床数据进行分析和评价

在开展同品种医疗器械临床评价的过程中，确保所有的技术资料、非临床资料和临床数据合法获取是至关重要的。进行同品种临床评价时，首先需要详细对比并阐述申报产品和对比器械在三大特征方面

的相同性和差异。同时在论证了产品的等同性之后，需要展开对临床数据的收集。临床数据包括三种类型：临床文献数据、临床经验数据和临床试验数据。

临床数据的分析需要经过三个阶段。第一阶段是临床数据和文件的识别与收集。完成这一步后，进入第二阶段，即临床数据的评估，其中包括对收集到的数据的质量、贡献度和证据等级进行评价。评估完成后，进入第三阶段，即数据分析，根据数据的质量和产品的具体情况，进行定性或定量分析，并对证据的总体强度进行评价，最终得出结论。

通过这一过程，目的是全面识别申报产品的临床风险类型和程度，准确描述申报产品的临床性能、有效性、安全性以及临床收益，并确定其在行业中的水平。

四、通过临床试验获取的临床数据进行临床评价

在开展医疗器械临床试验时，通常可以将其分为两大类。第一类包括两种情况：①将临床试验作为主要证据，以获取临床数据评价产品安全性和有效性的关键部分；②在同品种医疗器械临床评价的基础上，进行补充临床试验以论证产品间的差异论证差异。第二类是根据临床试验的实施地点，分为在中国境内进行的临床试验、在境外进行的临床试验以及多区域临床试验。

无论哪一种类型的临床试验，设计阶段都需要充分地论证设计的依据。设计的依据包括临床试验的背景，开展该临床试验的目的，确定临床试验是作为主要证据还是用于论证差异，描述试验设计的类型，定义主要和次要的评价指标、样本量、随访时间等要素，并且提供相应的设定依据。在中国境内进行的临床试验必须符合《医疗器械临床试验质量管理规范》的要求。境外临床试验在数据使用时，需遵循《接受医疗器械境外临床试验数据技术指导原则》的相关规定。

当通过临床试验数据进行临床评价时，需要提交以下资料：临床试验方案及其任何修改版本和修改理由，以供审核试验实施是否符合方案要求；临床试验的设计依据，以供审评员分析判断试验设计是否科学合理；伦理委员会意见和知情同意书样稿，以证明试验符合伦理要求；如果临床试验属于必须审批的六大类目录，还需提交相关批件和沟通交流记录；提交临床试验原始数据以证明临床试验数据真实可追溯，统计结果可重现。最重要的是提交包含临床试验结果的报告，以证明产品在宣称的适用范围内是否满足安全有效的基本原则。

目标检测

答案解析

一、选择题

1. 以下不属于临床评价路径的是（　　）。

　　A. 免于进行临床试验　　　　　　　　　B. 同品种对比

　　C. 临床试验　　　　　　　　　　　　　D. 真实世界研究

2. 临床评价对申报产品适用范围下的（　　）临床数据［包括安全性、临床性能和（或）有效性数据］进行综合分析，包括申报产品的数据以及注册申请人选择的同品种医疗器械的数据。

　　A. 上市前　　　　　　　　　　　　　　B. 上市后

　　C. 试验中　　　　　　　　　　　　　　D. 上市前和上市后

3. 临床评价由具备适当经验的人员开展。注册申请人需通过临床评价人员具有的专业水平以及
（   ），论述临床评价人员选择的合理性。

A. 经验　　　　　　　　B. 学历　　　　　　　　C. 数据　　　　　　　　D. 能力

二、思考题

1. 我国《医疗器械监督管理条例》在四次变革中，对医疗器械临床评价的要求是更严格还是更放松？请详细描述理由。

2. 《医疗器械临床评价通用指导原则》体系共细分为几项指导原则？请分别列举并说明其主要用途。

书网融合……

本章小结

第二章 医疗器械临床评价策略的制定

医疗器械临床试验往往周期长且花费高，盲目地开展临床试验会导致很多国内医疗器械晚于国外同类产品几年甚至十几年才能获得上市注册批准。通过品种医疗器械临床评价路径，能够助力医疗器械新产品选择最优的临床评价策略，减少或避免不必要的临床试验，省时、省力、省钱。

随着 2021 年 9 月 28 日《医疗器械临床评价技术指导原则》等一些系列指导原则的发布，开展同品种临床评价成为医疗器械临床评价的重要途径之一。同时，新法规对临床评价人员提出了资质要求，为临床评价人才培养以及项目管理实施提供了明确方向。那么，临床评价究竟何时开展呢？法规中并未统一明确标准，不同申办者的理解也会存在差异。临床评价策略适宜在立项阶段确定，并在研发阶段开启临床评价，通过和注册临床评价人员的密切配合，确保所有非临床资料以及临床证据资料收集的完整性。

第一节 临床评价策略制定考虑因素

在正式进入申报产品的临床评价流程前，需要制定临床评价的策略，高效且适合的策略不仅可以大大缩短产品的临床评价时间，节省临床评价费用，还能提高临床评价的通过率。本节通过临床评价制定考虑因素，详细描述如何进行临床评价的准备工作。关于临床评价策略制定，需要关注的三要素是人、时间和空间。

一、人——临床评价人员的资质要求

这里的"人"指的是对于临床评价人员的资质要求，开展临床评价是一项专业的工作。在 2020 年 9 月 28 号发布的《医疗器械临床评价技术指导原则》以及《医疗器械注册申报临床评价报告技术指导原则》中均明确地提出，临床评价报告人员需要有相应的资质，描述如下："临床评价人员应当具备的条件：①产品技术及使用学习内容；②临床研究方法培训及资质（如临床试验设计、生物统计学）；③预期诊疗疾病的诊断和管理学习内容。"

临床评价人员需要熟悉并了解产品的技术，应保留其对于申报产品技术和使用学习的内容及记录。此外，还需对临床研究方法进行培训并具备相关资质，了解临床试验的设计、生物统计学等内容，并且掌握相关技术。因为在整个临床评价实施过程中，涉及大量对临床试验、临床文献数据的分析，包括定性和定量分析，所以需要体现出临床评价人员对于临床研究的方法的培训和相应记录。此外，还需要了

解目标器械预期诊疗疾病等内容。

《医疗器械注册申报临床评价报告技术指导原则》第六部分明确提出，应该列举临床评价人员的相关专业水平和经验。需要注意的是，目前该项要求并非强制执行，更大程度上为指明方向。也就是说，对于临床评价人员的资质要求并非限定条件，而是指导我们明确临床评价的人员需要从哪些方面具备相应的资质和知识储备。临床评价人员资质设置的目的，不是用来判定临床评价报告能否被接受，更多的是为了让整个临床评价过程选择合适的专业人员来进行，帮助和推进临床评价科学有效地实施。

对于临床评价人员的资质要求中还提到，对于预期诊疗疾病的诊断和管理相关内容的学习要求。该项要求并不意味着临床评价人员要具备医生背景，也不是说要求其能够诊断或者治疗疾病，更多的是指评价人员需要具备医疗的背景，需要掌握对于产品技术和技能等相关方面的技术知识，对于预期要诊疗的疾病进行了相应的学习。同时，还需要明确的是，上述临床评价人员应该具备的技能非常多，如果在单个临床评价人员不能全部具备的情况下，也可以通过临床评价小组以团队合作的形式实现。

二、时间——何时启动临床试验

究竟何时开展临床试验，指导原则并无明确要求。根据既往医疗器械注册申报经验给出指导意见。2015—2016年新旧法规交替期间，很多申请人习惯性地在待申报产品完成再注册检测，准备提交申请时，才发现新法规要求产品进行临床评价，并开始开展同品种临床评价，甚至需要补充临床试验，这大大拖延了产品的上市时间。

随着申报经验的不断积累以及对于新的临床评价指导原则的深入理解，很多申报产品在注册检测启动前就开始进行临床评价，并且在注册检测的周期内，准备并完成了同品种临床评价工作。在完成注册检测后，同期完善并补充了同品种临床评价中缺失的技术参数。实践证明，在注册检测启动前开始临床评价是适合可行的。

当然，在注册检验启动前进行临床评价更佳，例如在项目立项前或者研发过程中，通过对产品的评估，选择合适的对比器械作为同品种器械进行比对分析，可以为产品设计改进提出更多意见。因为在同品种临床评价实施的过程中，不仅要选择一个等同性满足要求的产品，还要考虑其临床证据的充分度，是否为临床上已经被公认的、有代表性的同类产品。所以，对未来要通过临床评价路径选择的同品种器械进行科学合理的策略分析，才可以明确所选路径的可行性。

如果确定选择某项产品作为临床评价中的等同器械，就需要进行诸多对比测试，甚至是动物实验等。这可以在研发过程以及注册检测过程中同步进行。避免在研发设计已经定型以后，再选择同品种器械，从而重复进行测试，不仅造成时间滞后，还有可能产生难以弥补的问题。

三、空间——支持性资料

分析完临床评价三要素中的人和时间后，接下来是第三个要素——空间，也就是临床评价的支持性资料。大多数医疗器械所经历的是渐进式的研发和改进流程，真正符合新型医疗器械定义的产品极少。医疗器械的研发大多是基于既往产品的发展历史和设计理念进行的改进，如果能够在整个研发过程中，从研发的初期就全面、客观、有序地收集对比器械的相关信息和数据，将更有利于后续开展临床评价的工作，且更为快捷高效地完成。这也回应了上述第二条因素——时间，如果临床评价的工作开始得更早，那么将给予申请人在医疗器械的整个研发过程中充足的时间进行更为全面和客观的数据收集，这里提到的收集数据的类型包括：①公开发表的文献数据和信息；②注册申请人进行的实验室测试、计算机模拟测试、模体测试、动物实验等；③本厂家的前代产品或者是同系列产品的数据和信息；④通过授权形式获得的其他注册申请人关于目标同品种器械的非公开的数据和信息（注意合法性）。

整个临床评价策略制定过程中，需要关注到人、时间、空间三方面的要素。简单来说，制定更为科学合理的临床评价策略制的基本前提是，制定策略的人要对产品非常熟悉。下一节将描述如何熟悉申报产品。

第二节　熟悉产品的方式

在了解医疗器械临床评价策略制定过程中需要着重考虑的三要素之后，只有对产品足够熟悉，才能够完成临床评价的策略方案。熟悉申报产品的方法可以参考《医疗器械注册申报临床评价报告技术指导原则》中关于"产品描述和研发背景"部分给出的八个方面，对申报产品的数据、信息进行有序的收集和整理，包括产品名称及其在境外上市的基本情况、结构组成、适用范围、材料，灭菌形式、技术特征和临床评价所涵盖的范围。

"阐明申报产品的基本信息、适用范围、研发背景等，建议涵盖以下方面的适用部分，如不适用，需说明不适用的理由：

（一）产品基本信息，如结构组成、材料、灭菌/非灭菌等；

（二）适用范围；

（三）研发背景与目的；

（四）工作原理和（或）作用机制及涉及的科学概念，尤其是器械关键设计特征旨在达到的临床目的以及如何实现其临床目的；

（五）现有的诊断或治疗方法、涉及的产品（如有）及临床应用情况；

（六）申报器械与现有诊断或治疗方法的关系；

（七）预期达到的临床疗效；

（八）预期的临床优势"

——《医疗器械注册申报临床评价报告技术指导原则》

一、适用范围及临床使用相关信息

医疗器械分为有源医疗器械与无源医疗器械。在熟悉产品的时候，首先需要判断申报产品所属的类型，并对产品适用人群进行分析，判断同品种器械的适用人群跟申报产品是否相同。如果申报产品适用于成人和儿童，而选择的同品种器械只适用于成人，则需要考虑更换同品种器械或者增加第二个同品种器械，对于适用部位的情况亦是如此。在等同器械选择的过程中，还需考虑申报产品适用范围的描述中是否对于人群的公斤体重有限制，跟人体的接触方式如何、接触的时间是长是短、对应疾病的严重程度和阶段与已上市的同类产品是否一致、使用条件是家用还是医院使用等。这些都是在熟悉产品过程中需要重点关注和对比的要素。

如果申报产品是家用和医用皆可，而选择的等同器械仅医用，这不能够完全符合条件，需要重新制定临床评价策略并查找同品种器械。此外，还有器械的重复使用情况，即一次性使用或多次重复使用、使用方法、禁忌证等，这些信息也需要提前收集，以辅助选择符合等同性论证要求的同品种医疗器械并，制定合适的临床评价策略。

二、研发背景与目的、工作原理

除了上述提到的适用范围、基本信息之外，临床评价的人员也需要对产品的研发背景和目的，以及研发过程中涉及的工作原理和作用机制进行梳理了解。例如，产品设计开发用的依据有哪些；涉及什么样的工作原理，如 AI 的具体算法，器械关键设计特征等。同时，要明确产品旨在达到的临床目的以及如何实现该临床目的。通过对这些方面的深入了解，临床评价人员能够更好地把握产品的特点和优势，为制定科学合理的临床评价策略提供有力支持。

三、诊疗现状及关系

需要对产品对应疾病现有的诊疗方法以及其他同类产品的临床应用情况进行调研，并且分析申报产品跟现有诊疗方法之间的关系。这也回应了临床评价中对人员资质的要求，即评价人员需要对目标器械所预期应用疾病的诊疗方法进行学习，这样才能全面把握产品的风险程度。

如果申报产品用于既往未被临床验证过的新的适用范围或使用方法，或者产品具有全新的设计，则有可能需要通过临床试验的途径进行评价。如果申报产品只是对于现有器械的改进和仿制，就大概率可以通过等同性论证的方式进行同品种临床评价。所以申报产品跟现有的诊疗方法之间的关系，对于判定产品能通过哪种路径进行评价具有参考意义。因此，一定要注明申报产品相比于现有产品，是有新的改进还是仿制；预期是否将替代现有的诊断或治疗方法。在收集上述信息的同时，还需要分析产品预期达到的临床疗效以及预期优势。

四、预期临床疗效及优势

预期临床疗效一般是指申报产品预期达到的临床效果，如治疗类产品是否可以降低死亡率、改善功能、缓解症状、提高生活质量、降低功能丧失，明确是对症治疗还是根治性治疗等。诊断类产品是否用于疾病的预测、检查、诊断，或识别对特定治疗有效性较高的患者。预期的临床优势包括提高临床安全性和（或）有效性，提高使用的便利性等。预期疗效也需要和同类已上市产品的临床疗效进行对比，在具有可比性和一致性前提下，才能够符合等同性论证的要求。

第三节　临床试验证据可用性

一、临床证据的判定

在临床评价策略制定的过程中，首先需要关注的是临床评价的三个要素，即人、时间、空间。同品种临床评价制定的过程中，以临床评价的目的为中心，注重同品种器械的选择。如果判定申报产品仅通过同品种临床评价不足以论证其安全有效性，需要进行临床试验，此时制定策略就需要围绕如何判定临床试验证据的可用性和充分度。

《医疗器械临床评价技术指导原则》和《医疗器械注册申报临床评价报告技术指导原则》中明确提出，可以通过临床试验数据生成申报产品的临床证据。在中国境内开展的临床试验，必须要符合 GCP 的相关要求；在境外开展的临床试验，则必须符合《接受医疗器械境外临床试验数据技术指导原则》

的相关要求，同时也要符合《医疗器械临床试验数据递交要求注册审查指导原则》的相应要求。

通过临床试验路径进行临床评价的产品，需要提交的资料包括：临床试验方案、临床试验报告、知情同意书样本、伦理委员会批准的相关文件，并附临床试验数据库（原始数据库、分析数据库、说明性文件和程序代码）。如果申报产品属于《需进行临床试验审批的第三类医疗器械目录》中的产品，则需要提交医疗器械临床试验审批意见单。临床试验是获取申报产品临床数据的重要途径之一，它既可以作为单独的路径使用，也可以和同品种临床评价路径联合使用，用于论证申报产品和同品种器械的差异性，以证明二者具有相同的安全有效性。临床试验获得的临床数证据作为主体证据进行临床评价时，也需要参考《医疗器械注册申报临床评价报告技术指导原则》进行。

二、临床评价路径的确认

制定临床评价的策略，在分析临床评价要素后，就需要确定产品进行临床评价的路径，并在临床评价报告中明确体现。根据《医疗器械注册申报临床评价报告技术指导原则》，临床评价报告的第三部分，要求申请人对临床评价路径进行勾选，可根据申报产品的技术特征、适用范围、已有临床数据等具体情况，选择以上一种/两种评价途径开展临床评价；如果是选择通过同品种医疗器械临床数据进行分析、评价，需要进一步判断申报器械与等同器械是否具有相同的技术特征和生物学特性；如果申报器械与等同器械在适用范围、技术特征、生物学特性三方面有差异，则单纯使用等同器械的路径可能是行不通的，这时候需要更换同品种器械或增加可比器械，或者进入临床试验路径。临床试验路径有三种情况，可根据临床试验数据提交的情况——中国境内开展、境外开展、境内境外联合或是多区域联合进行选择。

（一）通过同品种医疗器械临床数据进行分析、评价

1. 通过等同器械的临床数据进行临床评价

（1）申报产品与对比器械是否具有相同的技术特征和生物学特性

是□ 否□

（2）是否有充分的科学证据证明申报产品与对比器械具有相同的安全有效性

是□ 否□

2. 是否使用可比器械的临床数据支持部分临床评价

是□ 否□

（二）通过临床试验数据进行分析、评价

□ 在中国境内开展的临床试验

□ 在境外开展的临床试验

□ 多区域临床试验

第四节 同品种临床评价的策略制定

一、同品种临床评价的步骤

同品种临床评价的过程中有四个关键性的步骤。

1. 选择一个对比器械 基于对产品的基本信息、研发背景、产品原理、诊疗方法及与现有的诊疗方法之间的关系、预期疗效等信息进行收集和分析后，在对产品充分熟悉的基础上，选择一个对比器械。

2. 对申报产品和对比器械进行充分对比 需要进行三大特征的对比，在对比完成后，如果满足等同性判定的要求，则可以进入下一步。

3. 收集等同器械的临床数据，开展完整的临床评价 在此过程中需要结合临床数据提交的目的，即支持和论证申报产品的充分性。如果数据不够充分，则需要考虑增加同品种器械，或者扩大临床数据收集的范围。

4. 对差异性进行论述 如果论证并判定出申报产品和对比器械有比较大的差异，则需要对差异性的部分开展非临床研究或者进一步收集临床证据，以论证差异部分对于安全有效性的影响。

二、对比器械、同品种器械、等同器械、可比器械

1. 四者之间的关系 对比器械是一个过程概念，是指我们在前期对于预期能够满足同品种器械要求的产品进行的选择，但具体是否满足，还需要通过对适用范围、技术特征和生物学特性的比较进行判断。

如果判定所选择对比器械的适用范围、技术特征和生物学特性跟申报产品具有广泛相似性，则可以判定为同品种医疗器械。接下来再看相似度，根据相似度的不同，区分为等同器械和可比器械。

总结下来，对比器械是过程概念，同品种器械就是其判定的结果。在同品种器械下，又分为两种情况：如果申报产品和对比器械具有相同的适用范围、相同的技术特征和生物学特性，就可以被视为等同器械；如果适用范围相同，但是技术特征和生物学特性值相似，则需要进行差异性的分析，判断差异性是否影响二者的安全有效性，如果两者的安全有效性依旧相同，则依然视为等同器械，如果是同品种器械但不能够满足等同器械的判定要求，但是可以支持申报产品的一部分功能，那可以将该对比器械判定为可比器械。

可比器械的适用范围、技术特征、生物学特性的要求仅需要跟申报产品具有广泛的相似性。这种情况下，可以纳入申报产品的临床数据作为部分支持。例如，某些大型设备（呼吸机、核磁共振仪等）有一些功能模式转移以及更新，这个独立的功能模块也是可以作为可比器械进行分析对比。

2. 同品种器械的选择 在选择同品种器械选择的过程中，需要关注的是选择的目的——在通过等同性论证的前提下，能够使用它的临床数据开展临床评价，使用同品种器械的数据去外推申报产品安全有效。因此，一定要选择跟申报产品更为相似的产品来作为候选的对比器械，这样才能够更好地满足等同器械的判定要求，做到整个对比的最小负担化。

选择多个同品种器械的时候，尽量选择其中一个作为主对比器械，而另外的同品种器械作为次要的对比器械，重点是论证差异性的部分。选择多个器械的时候，一定要注意不同的设计特征和适用范围在申报产品中是否会因为重新组合而相互影响；如果不存在相互影响，则可以共同证明申报产品的安全有效性，作为证据集合使用。如果不同的设计特征或者不同的适用范围在组合以后存在互相影响，那证据就不能够进行相应的叠加。

新指导原则中对于电器安全以及生物相容性均不需要进行详细对比，对比项目中的生物学特性更多的是关注降解性能、生物学反应。同品种论证以及对比器械选择的过程中，如果有差异，就需要提交差异性支持资料，该部分在指导原则中明确地细化为九条。

3. 等同性论证的流程 对比器械需要跟申报产品进行等同性论证，以判定其能否成为等同器械，进而开展同品种临床评价。这部分参考《医疗器械临床评价等同性论证指导原则》中的流程图进行。

如果所选择的对比器械跟申报产品具有相同的适用范围，就可以进一步判断它们的技术特征和生物学特性是否相同，如果相同，则该对比器械可以被判定为等同器械并开展临床评价；如果技术特征和生物学特性不相同，则需要对这一部分的差异进行分析。如果该部分差异没有带来安全有效性问题，则可以判定两者具有相似的技术特征和生物学特性，如果能够有充分的科学证据证明在相似的技术特征和生物学特性的情况下，对比器械和申报产品的安全有效性一致，则可以继续选择该器械作为等同器械完成临床评价。如果它们的技术特征和生物学特性的差异引起了安全有效性的问题，则需要更换对比器械。如果在判断的第一步，对比器械和申报产品不具备相同的适用范围，则不能够被判定为等同器械，则需要考虑进行对比器械的更换。

4. 对比器械选择的考虑因素 我们需要基于申报产品和可比器械的相同性和差异性，来论证可比器械临床数据可使用的理由。在整个对比器械的选择的过程中，并非选择越多越好。首先，应根据产品的具体情况进行选择，按照之前提到的同品种器械选择的目的和最小负担化的原则，在适宜的情况下尽可能选择一个对比器械，这样可以简化并且促进整个等同性论证的过程。若必须选择多个对比器械，则需要考虑选择多个器械的理由，并且分别跟申报产品进行充分对比，并收集分析临床数据用于支持申报产品的安全有效性。

在选择多个对比器械的情况下，也要指定主对比器械，并且尽可能减少对比器械的数量。在对比过程中，器械并非越多越好，因为对比器械选择越多，对比的信息量和资料收集就会更复杂，论证也更为困难。所以，在对比过程中应尽可能选择一个对比器械，而在必须选择多个器械的情况下，一定要阐明理由，并进行证据论证的合理性和组合论证的可行性分析。

通过对上述对比器械、同品种器械、等同器械、可比器械的讲解，可以总结出：采用一个等同器械可以开展完整的等同性论证，但是只选择一个可比器械，是不能完成临床评价的。可比器械只能满足适用范围、技术特征和生物学特性的广泛的相似，只能用作部分支持。无论是等同器械还是可比器械，都有一个前提，即必须是在中国境内已获准上市的产品。所以，当把对比器械判定为等同器械时，可以参考《医疗器械临床评价等同性论证技术指导原则》实施和开展。如果没有被判定为等同器械，只判定为可比器械，那么整个对比的过程也可以参考该指导原则论证拟对比的组件部分，开展对比项的分析以及差异性的论证。

目标检测

答案解析

一、选择题

1. 以下不属于制定临床评价策略需要考虑的因素是（ ）。
   A. 时间
   B. 支持性资料
   C. 临床评价人员
   D. 临床试验中心

2. 2020 年 9 月 28 号发布的《医疗器械临床评价技术指导原则》以及《医疗器械注册申报临床评价报告技术指导原则》中均对临床评价人员资质提出建议。以下描述不正确的是（ ）。
   A. 临床评价报告人员应当拥有产品技术及使用学习内容
   B. 临床评价报告人员应当拥有进行临床试验操作的能力
   C. 临床评价报告人员应当拥有临床研究方法培训及资质（如临床试验设计、生物统计学）
   D. 临床评价报告人员应当拥有预期诊疗疾病的诊断和管理学习内容

3. 申报医疗器械产品不可以在（　　）进行临床评价。

    A. 注册检验前   B. 注册检验周期内

    C. 注册检验后   D. 产品上市后

4. 为提高临床评价的效率，可以在医疗器械产品的研发周期内就开始收集数据，以下属于常规数据收集内容的是（　　）。

    A. 公开发表的文献数据和信息

    B. 以任意形式获得的其他注册申请人关于目标同品种器械的非公开的数据和信息

    C. 注册申请人进行的实验室测试、计算机模拟测试、模体测试、动物实验等

    D. 本厂家的前代产品或者同系列产品的数据和信息

5. 以下不属于同品种临床评价关键步骤的是（　　）。

    A. 选择一个器械，直接认定其为等同器械

    B. 选择一个对比器械

    C. 对申报产品和对比器械进行充分对比

    D. 收集等同器械的临床数据，开展完整的临床评价

二、思考题

1. 制定医疗器械产品的临床评价策略，需要从哪些方面进行考虑？

2. 医疗器械产品在进行同品种临床评价的过程中，如何选择同品种器械，如何判断其是否为等同器械？

书网融合……

本章小结

第三章 同品种临床评价

学习目标

1. **掌握** 同品种临床评价的流程。
2. **熟悉** 同品种临床评价获取临床数据的途径。
3. **了解** 同品种临床评价对临床数据的分析方法。
4. 具有收集对比器械临床数据并判断其是否为同品种器械的能力。

《医疗器械临床评价技术指导原则》中明确了医疗器械临床评价的路径包括两种，同品种临床评价以及临床试验。本章将结合《医疗器械临床评价技术指导原则》的要求，对医疗器械如何进行同品种临床评价进行讲解。

同品种临床评价的核心内容包括以下七个方面：临床评价范围、临床评价人员、临床评价流程、临床评价数据/文件来源（第一阶段）、临床数据评估（第二阶段）、临床数据分析（第三阶段）、临床评价报告。

第一节 临床评价范围

一、临床评价范围的关注因素

临床评价的范围，是指对于申报产品以及同品种医疗器械上市前及上市后的临床数据进行综合分析，同时对产品相关的临床宣称、说明书和标签中临床使用信息的充分性以及适宜性进行确认。

在明确评价范围时，需要关注三方面的内容。

1. 设计特征和目标使用人群 需涵盖可导致特别性能或安全关注的所有设计特征（例如含药器械、人源或动物源组分）；器械的适用范围及临床使用相关信息（例如目标人群和疾病、警告、禁忌证以及使用方法）；注册申请人宣称的产品安全性、临床性能和（或）有效性。

2. 注册申请人所宣称的产品安全性、临床性能和有效性 以综合考虑制定临床评价范围。在采用同品种临床评价路径时，会将同品种医疗器械的临床数据用于支持申报产品的安全有效性和临床性能。在使用同品种数据时，需要考虑同品种产品和申报产品该如何进行对比。可以参考《医疗器械注册申报临床评价报告技术指导原则》以及《医疗器械临床评价等同性论证技术指导原则》。注册申请人需对非临床支持性信息（等同性/可比性论证、差异性分析）进行评估、总结并将其归入临床评价报告，但是临床评价不对申报产品的技术特征和生物学特性进行全面评估。

3. 临床评价的数据来源和数据类型 临床评价的数据来源非常多样化，包含 1~12 种来源的不同数据。如果申报产品是基于现有成熟的技术，并且没有改变适用范围，那么最有可能通过同品种对比的形式完成临床评价。但是如果申报产品采用新技术，既往没有经验或者是经验极少的新技术，或者是现有技术适用范围扩大的高风险产品，则更有可能通过临床试验路径展开临床评价。

二、适用范围的判断

适用范围的判定依据，并非一字不差。首先适用范围相同，并不代表描述是一字不差的。要判定适用范围描述的差异，是否引起了适用范围实质差异。通过对比申报产品和对比器械的适用范围以及临床使用的相关信息，对于二者的差异进行充分的识别、详细的阐述和科学的评价，以做出适用范围是否相同的判定。例如，产品 A 和产品 B 虽然具有不同的适应证，但是对于产品的使用，在不同的适应证之间具有同质性，那么依然可以认为产品 A 和产品 B 具有相同的适用范围。如果适用范围的不同引起了二者临床安全有效性的显著差异，则认为对比器械和申报产品的适用范围不同，对于适用范围以及临床使用信息的对比，指导原则中提出了 11 个方面的要求。

三、对比项目的选择

临床评价的对比项目包括三部分，也就是通常所说的"三大对比项"，即临床适用范围及临床使用相关信息、技术特征、生物学特性。生物学特性需进行如降解性能、生物学反应（如炎性反应、免疫反应、组织整合等）等评价，新的指导原则中明确生物相容性（GB/T 16886 系列标准）以及电气安全性一般情况下无须进行对比。

是否指导原则列出的所有对比项目均需要进行对比呢？

答案是否定的，如果对比项目对于申报产品不适用，可以说明相应的不适用理由。需要考虑产品的设计特征、关键技术研发背景、适用范围和风险程度等来选择合适的对比项目进行相应的对比，充分地识别和阐述申报产品与对比器械的差异，并对差异进行相应的分析和证据论述。

临床评价的三大对比项目具体内容如下。

1. 临床适用范围及临床使用相关信息 含 11 项内容：①适应证，包括器械预防、诊断、缓解、治疗或监护的疾病或症状；②适用人群（如年龄、性别、体重等对适用人群的限定）；③适用部位（如临床应用的具体人体部位、器官、组织、体液等）；④与人体接触方式和时间（如植入或体表接触、接触时间、接触次数等）；⑤疾病的严重程度和阶段（如疾病的名称、分型、分期、严重程度等）；⑥使用条件［如使用环境不同（家用、医院等），配合使用的器械或药品，使用者要求等］；⑦重复使用（如可否重复使用，可重复使用的次数和时间等）；⑧使用方法；⑨禁忌证；⑩警告及预防措施；⑪其他。

建议在适用的前提下，从指导原则提出的 11 个方面收集申报产品与对比器械的相关信息并进行比较，并明确"若对于申报产品不适用，可说明不适用的理由"。注册申请人需对非临床支持性信息进行评估、总结并将其归入临床评价报告。

2. 技术特征、生物学特性的对比 对于技术特征对比，可以分为四大类——设计信息，材料，能源，产品性能、功能以及其他关键技术特征。具体如下。

（1）设计信息 ①工作原理、作用机制；②器械设计特征及依据，如组成、材料、产品结构的表征、尺寸和公差、软件等；③申报器械的重大特性。

（2）材料 ①化学组成、识别添加剂，如着色剂、涂层或其他表面改性剂等；②材料加工方式（如锻造或铸造）及其状态（如无定形或结晶）－替代生产工艺；③可能涉及的生物制剂、药物、涂层、添加剂等。

（3）能源 ①对器械的能源传递（如电池的使用》；②对患者和（或）医务人员有影响的能源传递（如 X 线、激光、射频、超声）等。

（4）产品性能、功能及其他关键技术特征　①从测试方式角度，如实验室测试、计算机模拟、动物实验、其他模拟临床使用的非临床研究等；②从技术特征角度，如疲劳、磨损、抗拉强度、压迫、流量、爆裂压力、软件/硬件特性、软件核心算法、密度、孔隙度、体外降解特性、试验方法的原理等。

　　指导原则中列出的对比项目举例仅为便于理解而提出的一般性举例。对比项目、数据类型和数据量需与产品的研发背景、设计特征、关键技术、适用范围和风险程度等相适应，注册申请人应基于申报产品的具体情况，选择适宜的对比项目，并充分识别、详细阐述申报产品与对比器械间的差异。注册申请人可以自行选择适宜的对比项目。

　　3. 对比项目的变化　表 3-1 为等同器械和申报产品的对比表，从表中的对比项目可以看出，新的指导原则对于三大项的对比要求均有一定变化。对于适用范围和临床使用相关信息的对比内容有 11 项。对于技术特征的对比，旧导则需进行 16 项对比，其中包括最受争议的生产工艺对比。在新指导原则中，不需要再进行生产工艺的对比，而改为对于材料加工方式及其状态的对比。在适用范围和临床信息临床使用相关信息的对比中，原来 16 项的对比中前面 6 项基本相同。原来 16 项对比中的使用条件、使用方法、禁忌证、警告及预防措施等，现在和适用范围划在了一大类下，即进行适用范围和临床使用相关信息的对比。

表 3-1　申报产品与等同器械的对比表（仅参考）

对比项目		申报产品	等同器械	相容性/差异性	支持性资料概述（可以附件形式提供）
适用范围					
1. 适应证：包括器械预防、诊断、缓解、治疗或者监护的疾病或症状					
2. 适用人群：如年龄、性别、体重等对适用人群的限定					
3. 适用部位：如临床应用的具体人体部位、器官、组织、体液等					
4. 与人体接触方式和时间：如植入或体表接触、接触时间、接触次数等					
5. 疾病的严重程度和阶段：如疾病的名称、分型、分期、严重程度等					
6. 使用条件：如使用环境不同（家用，医院、具体科室、手术室、救护车等）；配合使用的器械或药品；使用者要求等					
7. 重复使用：如可否重复使用，可重复使用的次数和时间等					
8. 使用方法					
9. 禁忌证					
10. 警告及预防措施					
11. 其他					
技术特征					
1. 设计信息（工作原理、作用机制，器械设计特征及依据）：如组成、材料	工作原理、作用机制				
	器械设计特征及依据				
	申报器械的重大特性				

续表

对比项目		申报产品	等同器械	相容性/差异性	支持性资料概述（可以附件形式提供）
2. 材料 ——部分产品，尤其是植入性医疗器械由于与人体组织直接接触，需明示组成材料详细、完整的化学组成及识别添加剂，如着色剂、涂层或其他表面改性剂等； ——部分产品的材料加工方式（如锻造或铸造）及其状态（如无定形或结晶）可能影响产品的安全有效性，适用时间需考虑列出； ——除医疗器械常见组成材料外，部分产品可能涉及的生物剂、药物、涂层、添加剂等）	材料详细、完整的化学组成				
	材料加工方式及其状态				
	生物制剂、药物、涂层、添加剂等成分				
3. 能源（如对器械的能源传递，电池的使用）：作为器械功能方面的一部分对使用产品的患者和（或）医务人员有影响的能源传递（如 X 线、激光、射频、超声）等					
4. 产品性能、功能及其他关键技术特征 ——从测试方式角度，如实验室测试、计算机模拟、动物实验、其他模拟临床使用的非临床研究等； ——从技术特征角度，如疲劳、磨损、抗拉强度、压迫、流量、爆裂压力、软件/硬件特性、软件核心算法、密度、孔隙度、体外降解特性、试验方法的原理等	测试方式				
	技术特征				
生物学特性					
1. 降解性能（不适用则删除）					
2. 生物学反应（如炎性反应、免疫反应、组织整合等）（如适用，不适用则删除）					

　　生物学特征对比也发生了较大变化：不再需要进行全部的生物相容性对比。取而代之的是，只需要评估可能产生差异的降解性能、生物学反应等内容。若可能有差异时，再进行对比。生物学反应主要包括炎性反应、免疫学反应、组织整合等可能会影响临床效果的生物学反应。同时在技术特征方面也不需要再进行电气安全性的对比。对于生物安全性和电气安全性，只需要符合相应的国际标准即可，不需要再进行额外对比。

第二节　临床评价人员

　　在 2021 年公布的临床评价系列指导原则中第一次提出了对于临床评价人员资质的要求。2015 年版的指导原则中提出了文献，检索人员需要具备相应的检索的专业知识。2021 年版的指导原则更加明确了评价人员所需要具备以下技能：①产品技术及其使用；②研究方法（如临床试验设计和生物统计学）；③预期诊疗疾病的诊断和管理。

　　这三方面的技能是期望在临床评价的团队中能够具备这样的综合能力。如果一个人能够具备当然最好。但是若不能，通过小组团队组合的形式实现能力互补，也能够完成相关的评价工作。这些标准主要是为了推进注册申请人来开展有效的、科学的临床评价，并不会将此作为判定依据。

不满足这些条件的人员所撰写的报告就不能接受了吗？目前并非如此，指导原则仅给出了方向，也就是从业人员需要有医疗背景，需要去掌握和学习产品相关的技术及其使用方面的知识，了解预期治疗疾病诊断和管理的临床方面的知识，也需要去学习和掌握关于临床试验设计和生物统计学方面的知识。在日常的工作中参加相关培训，具备相关的能力后，才能够更加科学合理地开展相应的临床评价。所以并不意味着必须是医生或者曾经诊断治疗过该类疾病才能够从事该产品的临床评价，但这也给出了作为临床评价从业人员的发展方向，需要在日常的工作中在三个方面不断地积累相关知识和能力。

第三节 临床评价流程

在了解了临床评价的基本原则之后，我们来看一下临床评价具体的流程是如何实施的，也就是临床评价的三个阶段。对于同品种器械来讲，会涉及至少两个产品——申报产品和同品种器械。首先，通过对申报产品的分析，需要发掘对于临床证据的需求，从临床证据的需求出发。第一阶段也就是识别临床数据，通过临床文献检索、临床经验数据的检索以及临床试验的开展来识别和收集相应的临床数据。接下来进入第二阶段，针对所收集到的数据，形成单独的数据集，展开适宜性和贡献度的评价，分析这些数据对于证明产品安全有效性的贡献。进行了适宜性和贡献度的评价之后，就进入了第三阶段，即有关数据的综合分析，评价总体证据的强度，看是否能够得出产品安全有效的结论。

如果临床评价之后，临床证据能够符合相关标准或临床需求，那么就可以将临床评价的过程以及收集的数据和结果生成临床评价报告。但是如果所收集到的临床证据不符合相关要求，则需要额外的临床数据。

生成新的额外的数据就意味着要做临床试验？

其实不然，临床试验只是生成临床数据的其中一种路径。生成新的额外数据，首先可以考虑增加一个同品种器械。如果增加了同品种器械之后，再重新进行三个阶段，证据能够充分，则可以继续进行同品种路径，或者通过不改变/不增加同品种的情况下扩大检索同类产品文献，尝试是否可以继续进行同品种路径。如果通过增加同品种或者扩大现有同类产品的文献检索证据依然不足，则可能需要考虑同品种加补充同品种产品的临床试验路径。如果该路径还不可行，才进入通过正式临床试验来生成新的临床数据。上述过程可以总结为临床评价的流程，如图 3-1 所示。

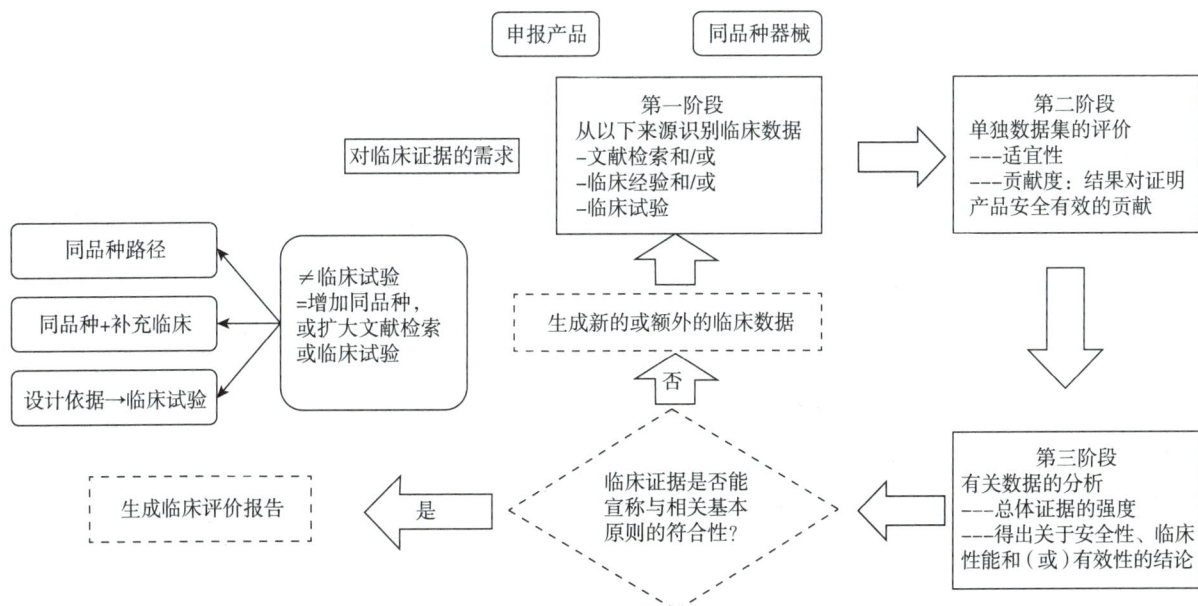

图 3-1 临床评价的流程

第四节   临床评价数据/文件来源

前三个阶段所收集到的临床数据将为临床试验的设计提供相应的依据，也就是临床评价流程的三个阶段是循环进行的。直到能够收集到充足的临床证据证明产品能够宣称与相关要求的符合性才结束。因此，临床评价报告可能既包括了同品种临床评价报告，也包含了临床试验报告。

一、临床数据的来源

临床数据的来源包括临床文献数据、临床经验数据、临床试验数据。

1. 临床文献数据   通过文献检索数据库，识别非注册申请人持有、可论证产品安全性、临床性能和（或）有效性的已发表临床数据。

2. 临床经验数据   可能由注册申请人或国家数据库持有，或从科学文献中获取。

3. 临床试验数据   可能由注册申请人或第三方持有，或从临床试验登记网站获取。

二、临床文献数据

1. 临床文献数据的获取   临床文献是通过文献检索中英文的数据库来识别非注册申请人所持有的，即第三方所持有的证据，用这些已发表的临床数据去论证产品的安全有效性和临床性能。临床经验数据通常由注册申请人持有或者国家数据库持有，也可以从第一种来源，即临床文献中获取。对于临床试验数据通常是由注册申请人或第三方持有，可以是由注册申请人提供的注册前临床试验，也可以从临床试验的登记网站中获取公开的临床试验登记信息。临床评价是以临床数据为核心，没有临床数据也就不存在临床评价。临床数据根据来源和类型，根据经验有 12 种来源。首先，在同品种路径下包含两个对象，即同品种器械和申报产品对应的三种类型的数据，分别是临床文献、临床经验和临床试验数据对，且每个类型对应两个时间点，即上市前和上市后的数据。3 乘以 2 的组合最多在临床评价的报告中可以纳入 12 种来源的相关数据。所以在临床评价的过程中，如果遇到临床数据不足的情况，可以查看是否已经从 12 种来源全面收集了相关证据。

2. 企业对于临床文献数据的关注   文献检索所产生的临床数据是构成临床证据非常重要的一部分。这些临床文献可能直接与申报产品或者同品种器械相关，可能来自临床文献，也可能来自注册申请人自有的资料，也可能会来自第三方使用临床试验报告或者不良事件报告而发表的文献。

对于已经发表的这些数据，需要去评估产品对于产品性能和安全性论证的贡献度以及适宜性。

部分临床文件由于实验设计或者分析方面的不足，或者研究的目的本身不是评价目标器械，而是验证治疗方法，所以不适合进行产品的有效性和临床性能的评价，但是可以用于产品的安全性评估。因此，在进行文献分析时，需要审阅文献的全文，并且重点关注文献后面的参考文献。因为这些参考文献通常可能会带来新的数据收集的线索，可能通过引文再去找到更多的临床数据。同时我们需要对文献的质量进行全面的分析，来判断这些文献所使用的方法学是否科学，明确是否存在数据偏移的潜在来源，也需要判断报告结果和结论的有效性是否可靠。在既往文献分析的过程中，会发现有的文献质量非常低，可能会出现摘要和正文报告数据不一致的情况，或者说方法学部分和结果部分的阐述出现数据的缺漏。对于低质量的文献，如果其纳入没有经过科学的判断，将会影响临床评价的结果和结论。

所以对于临床文献需要对其能否支持申报产品在适用范围中的使用进行评估，这也是评估的重要步骤。在临床评价的过程中，我们需要关注过程文件的收集和保存，以便于溯源。

3. 临床评价人员对于临床文献数据的关注　在临床评价报告提交时，不仅要提交完整版的正文，还需要提交文献检索的方案、文献检索的报告、纳入的所有相关文献。这意味着在文献检索方案制定的过程中，需要满足法规及指导原则的要求，并包含以下几方面要素：明确要检索的产品的类型、名称、型号，以及检索的数据库的来源；选择该数据库的理由；数据库的具体的检索策略、检索词、检索逻辑式；文献的入选排除标准及制定理由。

如果出现了重复数据，该如何解决？在文献排除标准中，我们还需列明排除重复数据这一内容，以避免重复数据干扰最终的临床评价结果。在文献检索报告中，除了在文献检索方案中列举的关于检索和筛选的重要标准及相关理由之外，还需要注明是否出现了检索和筛选方案的偏离，并且要呈现检索的结果。文献检索结果的要求是要确保检索具有可重现性，检索结果能够被验证。

三、临床经验数据

1. 数据来源　临床数据的第二大来源是临床经验数据。临床经验数据是指临床试验数据之外的临床使用所获得的数据。既包括申报产品的数据，也包含同品种器械的数据。临床经验数据的种类非常多样化，既包括上市后的监测报告登记数据或者病例数据，也包含注册申请人或者监管机构持有的不良事件数据库的数据，以及与临床风险相关的纠正措施的数据。

2. 数据类型　在上市后监测报告登记数据或者病例数据中，有机会获得长期安全有效性的数据，这部分数据通常在临床试验中比较难以获得。那么，对于临床经验数据来讲，它的数据类型会包含哪些呢？首先，需要阐述产品的上市情况，包括上市国家与地区、上市时间，以及在上市期间的与临床风险相关的纠正措施、召回通告、警告等。同时还需要提供医疗器械相关不良事件的汇总表，包含不良事件的类别、发生率的估计等。针对不良事件的分析，还需要根据与器械相关或者是无关来进行分类。基于产品的说明书与风险分析等信息，需要评价医疗器械相关不良事件为预期不良事件还是非预期不良事件。那么针对非预期不良事件，我们需要列明针对该事件的预防控制措施。同时需要关注严重不良事件，关注其发生过程、处理结果、处理措施以及处理结果。对于新识别的在风险管理文件中未考虑到的危害也应该解决。

除此之外，还需要描述额外的风险降低措施。比如，开展医疗器械的设计变更，或者对说明书以及标签进行修改。这也反映了临床评价的重要意义。临床评价所收集到的证据不仅仅是为了注册提交，更是为产品的设计变更以及临床安全有效的使用做出相应指导。开展的临床评价一定是全生命周期的，能够为产品以及下一代产品的研发提供相应的证据。与临床试验相比，临床经验数据通常是在更大量、更多样化、更复杂的人群中所收集到的数据。使用者更加广泛，并且这些使用者相比临床试验中的研究者而言，更缺乏经验。也正是因为来自更加广泛的数据，更有助于我们去识别与产品相关的罕见的严重不良事件，发现潜在的风险。

3. 临床试验和临床经验数据　它们都能为产品安全有效性监测提供证据。临床经验数据通过提供长期安全有效性的信息（包括耐久性数据失效模式信息），能够为产品安全有效性监测提供相应证据，也更能够去阐明使用者在真实世界中的学习曲线。临床试验因为研究者本身是基于专业知识和能力进行的选择，并且其所接受的培训会超过其他使用者，因此在临床试验中比较难进行学习曲线的测算。

与临床试验相比，临床经验数据是在更大量、多样性且复杂的人群中，更广泛且可能更缺乏经验的使用者中获取的真实世界经验。这些数据有助于识别产品相关的罕见严重不良事件。提供安全性、临床性能和（或）有效性的长期信息（包括耐久性数据以及失效模式信息）。阐明使用者"学习曲线"，临床试验使用特定的入排准则创建同质人群，减少变异来源，增加试验器械与试验结局因果关系的置信度。基于专业知识和能力选择研究者，通常其接受的培训超过其他使用者。

4. 真实世界证据可以为临床评价提供证据 大量的临床经验数据都是来自真实世界证据。根据已经发布实施的《真实世界数据用于医疗器械临床评价技术指导原则》（试行）中的阐述，真实世界证据可以用于医疗器械临床评价中常见的 11 种情形：①在同品种临床评价路径中提供临床证据；②用于支持产品注册，作为已有证据的补充；③临床急需进口器械在国内特许使用中产生的真实世界数据，可用于支持产品注册，作为已有证据的补充；④作为单组试验的外部对照；⑤为单组目标值的构建提供临床数据；⑥支持适用范围和适应证的修改；⑦支持在说明书中修改临床价值；⑧支持附带条件批准产品的上市后研究；⑨用于高风险植入物等医疗器械的远期安全性和（或）有效性评价；⑩用于治疗罕见病的医疗器械全生命周期临床评价，加快其上市进程，满足患者需求；⑪上市后监测。

真实世界数据的来源非常广泛，包括登记数据、医院的病例数据、健康档案、公共监测数据、区域医疗/区域健康医疗数据、患者自曝的数据、医疗保险数据和移动设备产生的数据等，在医疗器械全生命周期中产生的这些数据都可以用于产品的临床评价。

真实世界的证据用于同品种临床评价的价值，主要体现在它可以帮助申请人确认产品在常规临床实践中的安全有效性，也可以通过评价获知同类产品在不同人群中的实际疗效，从而帮助明确申报产品的最佳使用人群。通过对罕见的不良事件的发现，有助于我们识别产品的潜在的风险，从而采取相应的风险控制措施，也便于我们了解同类产品的行业水平，为申报产品的上市前风险受益评价提供相应的信息。

四、临床试验产生的数据

前面已经为大家讲解了临床文献数据、临床经验数据的来源以及分析要点。接下来介绍第三种类型的临床数据——临床试验数据。首先，临床试验设计和实施必须要符合 GCP 的要求。

在临床试验实施完成之后，临床评价的资料要收集哪些资料呢？首先包含临床试验方案。如果在实施的过程中有临床试验方案的更改，还需要提交临床试验方案的修改以及修改理由。提交这两份文件主要是为了明确和判定临床试验是否按照方案进行开展。如果出现了方案的偏离，则需要判断这个偏离对于试验结果准确度的影响，即是否影响了我们对于产品安全有效性和临床性能的推断。

此外，我们还需要提交各个临床试验机构的伦理委员会批件，以及知情同意书样本。这些文件的提交主要是为了在临床评价中判定临床试验是否符合赫尔辛基宣言的伦理原则，以及是否符合 GCP 的相关的管理要求。此外，还需要提交研究者签名并署日期的临床试验报告，以及临床试验数据库（原始数据库、分析数据库、说明性文件和程序代码）。

为什么临床试验报告需要签字？因为要确保该试验报告能够准确反映临床试验的实施过程。因为只有通过科学设计的临床方案、合理的实施、采用了科学合理的方法进行了统计分析的临床试验报告，才能够用于临床评价。如果临床试验不符合上述要求，则其报告不能够纳入临床评价，并且还需要在临床评价报告中列举不能够被纳入的理由。临床方案中也有相应的要素规定。

第五节 临床数据评估

一、评估和分析内容

在完成了临床数据的第一阶段——临床数据的识别之后，就进入临床数据评估，也就是我们临床评价的第二阶段。这一阶段的核心任务是了解数据的优点和局限性，并确定这些数据对产品所面临问题的适用性，及其对产品安全性、临床性能和（或）有效性的贡献程度。因此，我们需要对数据的质量以及数据与申报产品的相关性进行全面的评估。

在适宜性评估标准中，需对数据的质量及其与申报产品的相关性（数据应来自申报产品或者同品种医疗器械）进行评估。为了保证评估的准确和客观，数据需要包含足够的信息。

在贡献度评估中，为确定每个数据子集的贡献，需审核数据产生及收集的方法是否遵守适用的法规要求，并评估观察到的结果多大程度上可视为器械干预的结果，还是由于混杂的影响（如疾病的自然进展、伴随治疗）或者由偏倚导致，根据数据的相对贡献对其进行加权。

在数据评价的过程中，需要注意的事项还包括需评估临床数据的收集是否遵守适用的法规要求，以及临床数据是否适用于预期使用人群。对于低风险产品以及技术成熟的分析数据是否符合适用的法规要求，以及临床数据是否用于预期的适用人群。

做好数据的分类分析。对于低风险的产品或者技术成熟的产品，所提供的数据可以是定性数据。定量数据并非一定要提供的数据类型，可以根据产品的特征及其风险程度调整相应的评价标准。对于产品安全性、有效性以及临床性能，需要分别进行分析。

二、适宜性评估

首先，对于临床数据需判断适宜性，即判断其是否来源于申报产品，适宜性评估标准可参考表 3 - 2 进行。对其进行说明，如果来源于申报产品，评为 D1；如果来自等同器械或者可比器械，评为 D2；如果这些数据来自除这两种情形之外的其他产品，评为 D3。接下来，需判断其适用范围与申报产品是否相同。如果相同，判定为 A1；如果与申报产品的适用范围有轻微不同，判定为 A2；如果有重大不同，判定为 A3；依此可以判定数据来源的患者人群是否可以代表预期使用人群和临床状况。例如，文献中提到的患者疾病状态和严重程度以及文献中所报道的情况是否和申报产品的宣称一致。同时，进一步判断文献临床数据是否包含了事实合理的、客观的评估所需的足够的信息。如果有微小缺陷，评为 R2；如果非常不充分且数据之间存在矛盾，判定为 R3；如果包含了所有的充足的信息且是高质量的研究，这时候才评定为 R1。

表 3 - 2　适宜性评估标准

适宜性标准	说明	分级系统	
适当的产品	数据是否来源于申报产品？	D1	申报产品
		D2	同品种医疗器械（等同器械、可比器械）
		D3	其他产品
适当的适用范围	适用范围是否相同？	A1	相同
		A2	轻微偏离
		A3	重大偏离
适当的患者人群	数据来源的患者人群是否可代表预期使用人群（如年龄、性别等）和临床状况（包含疾病状态和严重度）？	P1	适用
		P2	有限
		P3	不同人群
可接受的报告/数据汇总	数据是否包含实施合理的、客观的评估所需要的足够信息？	R1	高质量
		R2	微小缺陷
		R3	信息不充分

注：《医疗器械临床评价技术指导原则》（2021 年第 73 号）附件 6。

表3-2 中的评估方法所建立分级系统在最右列有非常明确的判定标准,可以根据它所对应的每一条适宜性判定标准和对应的说明进行综合判定。

三、贡献度评估

数据适宜性评估分为三级标准评估,数据贡献度评判标准只有两种情况——是或者否。表3-3 为指导原则所提供的数据评估标准,该部分在指导原则中作为附件提供,可用于参考。例如,对于数据来源类型,试验设计是否适当?如果恰当,评为 T1;如果不恰当评为 T2。我们可以根据同样判定方法依次去判定结果指标,包括随访有无统计学意义以及临床意义等。同样地,可以根据这个判定标准所得出的结果,在临床评价报告相应的章节进行相应的呈现。可以参考《医疗器械临床评价技术指导原则》附件6 的要求。

表3-3　数据贡献度的评估标准

数据贡献标准	说明	分级系统	
数据来源类型	试验设计是否适当?	T1	是
		T2	否
结果指标	报告的结果指标是否反映了医疗器械的预期性能?	O1	是
		O2	否
随访	随访期限是否足以评价治疗效果并识别并发症?	F1	是
		F2	否
统计意义	是否提供了数据的统计分析以及其是否适当?	S1	是
		S2	否
临床意义	观察到的使用效果是否具有临床意义?	C1	是
		C2	否

注:《医疗器械临床评价技术指导原则》(2021 年第73 号)附件6。

数据的适宜性主要是通过判定是否为适当的产品、是否为适当的适用范围、是否用于适当的患者人群以及可接受的报告/数据汇总等情况来进行适宜性的判定。数据贡献度的评定也有相应的五项标准,根据数据的相对贡献对其进行加权。当某一数据集拥有的分级越多时,它所提供的证据权重就越大。但是并不建议将各类型的相对权重相加来构成总分。

第六节　临床数据分析

在完成了临床数据的识别、临床数据的评估之后,我们进入了临床数据的第三阶段,即临床数据的分析。这一阶段的核心目标是通过对适用的临床数据评估,论证这些数据能否充分论证产品的安全有效性和临床性能。

一、分析方法

临床数据分析方法包含定量分析和定性分析,具体选用哪种方法取决于产品的类型和数据的特点。对于低风险、技术成熟或仅进行渐进性设计变更的产品,定性分析通常是合适的选择。

并非所有产品都需要定量分析。根据指导原则,低风险产品或技术成熟的产品,以及渐进性设计变更的产品,可以采用定性分析的方法。无论是采用定量分析还是定性分析的方法,都需要阐明评估所选择的分析方法以及选择的理由。

二、数据的一致性

在处理大量数据以论证产品的临床性能、有效性和安全性时，关键在于分析这些数据结果之间的一致性、统计学意义以及临床意义。从安全性角度，也需要分析安全性相关数据是否有统计意义和临床意义。

对于安全性数据，除了分析文献中的相关数据之外，还需要分析来自企业数据库和国家数据库中的相关信息。除不良事件的数量发生率外，还要关注同品种器械和（或）申报产品在各国的上市时间、累计的销售量，判定这些不良事件是预期不良事件还是非预期不良事件，以及对应的控制措施。

鉴于目前大多数的产品都是间接性的设计变更，因此大部分产品对于临床试验的需求通常有限。这意味着大多数的产品可以通过同品种临床评价的路径完成注册。在这种情况下，我们需要针对性地收集申报产品和同品种器械的临床数据，采用定性或定量分析的方法进行深入分析。

在分析过程中，我们需要研究各个数据集的结果，包括临床文献、临床经验以及临床试验数据。关键在于识别产品的性能和潜在风险，以及不同数据集之间的一致性。如果数据集的结果相似，则可以增强评价结果的可信性，从而得出关于产品安全有效性的明确结论。然而，如果数据集之间的结果不一致，就需要进一步分析造成差异的原因。

无论最终结果的一致性如何，所有的数据集都应被纳入临床评价中，不能因数据结果不利于产品而针对性地删减。同时，我们需要详细阐述每项差异产生的原因以及分析的结论，以确保临床评价的全面性和准确性。

三、信息的综合分析

在完成临床评价并收集数据进行分析后，所获得的临床证据需要与其他相关文件进行综合分析。这包括将临床证据与设计、验证和确认文件相结合，对说明书和标签、风险分析以及生产信息进行综合分析。通过这一过程，我们可以明确以下五方面的结论：①产品是否达到了预期性能；②产品是否对患者或者使用者产生不适当的安全性问题；③与患者的受益相比，产品使用有关的风险是否可接受；④是否符合了安全和有效的基本原则；⑤是否需要开展上市后的研究。

通过临床评价，我们可以确保产品在正常使用条件下能够达到预期性能，不会对患者和使用者产生安全性风险。同时，我们需要确认与临床收益相比，产品风险可接受，这也符合了安全性能的基本原则。如果这些条件都得到满足，那么临床评价就可以顺利开展和完成。

四、其他考虑问题

在临床评价过程中，需全面考虑以下因素：使用对应器械的患者数量、随访类型及适当性、不良事件数量及严重性、危害及风险评估的充分性、病症的严重性及自然病程，以及当前诊疗水平和替代诊断或治疗方法的可用性。这些因素共同构成了判断临床数据充分性的关键条件。

第七节　临床报告形成

一、框架要素

在完成了数据的识别、评估和分析之后，便完成临床评价报告。临床评价报告需包含足够的信息：①产品基于的技术、适用范围以及对器械安全性、临床性能和（或）有效性的宣称；②临床数据的性质和程度；③已有信息（如临床数据）如何论证产品的安全性、临床性能和（或）有效性。

临床评价报告需由临床评价人员签名并注明日期，并附有临床评价人员的被选择理由。

在临床评价报告中，关于是否开展临床试验的具体决策过程无须详细呈现。然而，根据所选的临床评价路径，若选择了同品种临床评价路径，则需在报告中详细阐述等同性论证的相关内容。

二、医疗器械临床评价报告

医疗器械临床评价报告现在作为独立的文件进行审核，所以作为一份单独的文件需要包含足够的信息。2021年版《医疗器械临床评价技术指导原则》，相比于原来版本增加了对于申报产品技术背景相关的论述。也就是说，临床评价报告需要包含基于申报产品的技术适用范围以及对于产品安全有效性、临床性能宣称的相关信息，便于审评员更加充分地了解产品。同时，报告中还需要包含临床数据的收集过程与分析结果，所有收集到的临床数据是如何论证产品安全有效性的，相应的过程和结果，需要在临床评价报告中进行相应的阐述。报告还需要签名，以确保临床评价报告的可信度。

临床评价报告的详细程度可以根据临床评价的范围而有所不同。当注册申请人依据同品种医疗器械的临床数据完成临床评价时，如注册申请人持有同品种医疗器械的临床评价报告，则可以引用同品种医疗器械临床评价报告中的数据摘要和分析章节，同时，同品种医疗器械的临床评价报告将成为申报产品临床证据的一部分。当然这里有一个前提，就是原来的评价报告本身是完整可靠的。

临床报告的撰写可以参考《医疗器械注册申报临床评价报告技术指导原则》，在第八章有详细阐述。

目标检测

答案解析

一、选择题

1. 以下不属于临床数据来源的是（　　）。

    A. 临床文献数据   B. 临床经验数据

    C. 临床评价数据   D. 临床试验数据

2. 以下不属于临床评价范围的是（　　）。

    A. 需要变更原生产企业的注册地址

    B. 需要特别关注的设计特征和目标使用人群

    C. 将同品种器械临床数据用于支持申报产品的安全性、临床性能和（或）有效性

    D. 用于临床评价的数据来源和数据类型

3. 以下不属于临床评价适用范围需要对比内容的是（　　）。

    A. 适应证　　　　　　　B. 适用人群　　　　　　C. 使用部位　　　　　　D. 价格

4. 以下不属于临床评价技术特征需要对比内容的是（　　）。

    A. 材料　　　　　　　　B. 性能　　　　　　　　C. 外观　　　　　　　　D. 能源

5. 以下不属于临床数据来源的是（　　）。

    A. 文献检索　　　　　　　　　　　　　　B. 临床试验报告

    C. 翻拍其他公司资料　　　　　　　　　　D. 国家部门网站

二、思考题

1. 在确定临床评价的范围时，可以从哪些方面进行考虑？

2. 请简述如何对临床数据的适宜性进行评估。

书网融合……

本章小结

第四章 临床试验

第一节 概　述

在临床评价中临床试验包含了产品上市前和上市后的临床试验以及可行性试验。它是指在一例或者多例受试者中开展的系统性试验或研究，目的是评价器械的安全有效性和临床性能。

一、基本定义

1. 临床试验 为评价医疗器械的安全性、临床性能和（或）有效性，在一例或多例受试者中开展的系统性的试验或研究。

2. 终点 临床试验中提供安全性、临床性能和（或）有效性证据的指标。

3. 多区域临床试验 按照同一方案在一个以上区域开展的临床试验。

4. 区域 某一地理区域、国家或监管区域。

5. 监管区域 医疗器械监管要求相同的国家组成的区域。

6. 剩余风险 实施风险控制措施后仍存在的风险。

7. 风险管理 将管理政策、流程和实践系统应用于对风险的分析、评估、控制和监测。

在上述概念中，需要特别关注的是多区域临床试验，它指的是按照同一个方案在一个以上的区域开展的临床试验。从审评的角度非常鼓励厂家进行此类型试验，这符合我们全球临床证据一体化的需求。

二、高风险医疗器械和新型医疗器械

1. 相关概念 阐述是否开展医疗器械临床试验的决策时，参考了 IMDRF 国际协调文件《临床评价》和《临床试验》中关于"高风险医疗器械"和"新型医疗器械"的描述。

（1）**高风险医疗器械** 是综合考虑临床使用风险、技术成熟程度等做出的判定。国际上对高风险医疗器械的理解基本趋同。

（2）**新型医疗器械** 是指与已在中国境内获准上市的医疗器械相比，在适用范围、技术特征和（或）生物学特性等方面具有显著差异的医疗器械。

（3）**前代产品** 是指与申报产品属于同一注册申请人、具有相同适用范围且技术特征和生物学特

性相似的产品，申报产品与前代产品为迭代关系的产品。

深入理解高风险医疗器械和新型医疗器械定义，对于明确哪些产品需开展临床试验至关重要。对于高风险医疗器械的判定，我国和国际基本趋同，CMDE 在 2022 年与 2024 年分别公布了 4 批医疗器械临床评价推荐路径，其中部分高风险医疗器械审评推荐以临床试验路径进行临床评价，后续 CMDE 也将陆续公布更多产品的临床评价推荐路径。对于新型医疗器械，目前特指与已经在中国上市的产品相比，在适用范围、技术特征和生物学特性方面具有显著差异的医疗器械。

2. 高风险医疗器械和新型医疗器械的特点　如何区分高风险医疗器械和新型医疗器械？可以反向理解，大部分产品都是渐进性的变更，不属于新型医疗器械。只有少部分产品存在着新技术、新材料、新的作用原理、新的适用范围，才有可能属于新型医疗器械。

此外，对于前代产品，特指与申报产品都属于同一个注册申请人，具有相同的适用范围且技术特征和生物学特性相似的产品，跟申报产品属于迭代的关系。明确了高风险医疗器械、新型医疗器械和前代产品的定义，才能够更加清晰地明确如何判定何时该开展临床试验，以及在临床试验实施的过程中该需要注意哪些因素。

第二节　决策是否需要开展临床试验

是否需要开展临床试验，即何种情况下才需要开展临床试验，可以参考《决策是否开展医疗器械临床试验技术指导原则》（2021 年第 73 号）。本节根据指导原则的要求和内容，对何时需要开展临床试验这一问题进行讲解。

一、指导原则修订背景

《决策是否开展医疗器械临床试验技术指导原则》在 2021 年的 9 月 28 日发布，随同一起发布的还有《医疗器械临床评价技术指导原则》《医疗器械临床评价等同性论证技术指导原则》等一系列指导原则。这些文件全部都是在条例的框架下等同转化自 IMDRF 国际协调文件。

《医疗器械临床评价技术指导原则》（2021 年第 73 号）

《决策是否开展医疗器械临床试验技术指导原则》（2021 年第 73 号）

《医疗器械临床评价等同性论证技术指导原则》（2021 年第 73 号）

《医疗器械注册申报临床评价报告技术指导原则》（2021 年第 73 号）

决策是否开展医疗器械临床试验，应综合考虑产品的适用范围、技术特征、生物学特性、风险程度以及已有数据等要素，以此明确开展临床试验的必要性。

在评估确认开展临床试验后，还可分为三种情形：在境内开展的临床试验、全部在境外开展的临床试验以及同期在境外开展临床试验（也就是通常所说的多区域临床试验）。谈到临床试验，就要再次回顾一下临床评价的路径。在《医疗器械临床评价技术指导原则》中明确指出，临床评价的路径分为两种，即同品种临床评价和临床试验。那么，这两条路径究竟该如何选择？这需要根据申报产品的技术特征、适用范围、已有临床数据的具体情况，选择适宜的一种或者两种评价路径的组合开展临床评价。

临床试验路径所面对的产品范围主要涵盖了需要进行临床试验审批的第三类医疗器械目录内的产品，以及未列入审批目录的高风险和新型医疗器械。还包括部分"双非"产品，也就是并非高风险医疗器械，也非新型医疗器械，但是在某些特定的情况下，仍需开展临床试验。

　　再次列出了我国自 2014 年至今发布的两批需要进行临床试验审批的第三类医疗器械目录。2014 年首次发布的是八大类产品。2020 修订版中明确地限定了必须进行临床试验审批的六大类产品：与境内外已上市的产品相比，采用全新设计、材料或机制和（或）适用于全新适用范围，且对人体具有较高风险的这六大类产品才需要去进行临床试验的审批。

　　《关于发布需要进行临床试验审批的第三类医疗器械目录的通告》（2014 年第 14 号）以及《国家药监局关于发布需进行临床试验审批的第三类医疗器械目录（2020 年修订版）的通告》（2020 年第 61 号）如图 4 - 1 和图 4 - 2 所示。

需进行临床试验审批的第三类医疗器械目录			
序号	产品名称	分类编码	产品描述
1	采用全新设计 / 用于全新适用范围　植入式心脏起搏器、植入式心脏除颤器、植入式心脏再同步复律除颤器	6821	植入于体内的电子治疗仪器，由脉冲发生器和电极导线组成。植入式心脏起搏器产品具有起搏、感知、程控等功能，通过脉冲发生器发放由电池提供能量的电脉冲，通过电极导线的传导，刺激电极所接触的心肌，使心脏激动和收缩，从而达到治疗由于某些心律失常所致的心脏功能障碍的目的　植入式心脏除颤器可提供室性抗心动过速起搏功能和对心室除颤功能，用于对危及生命的室性心律失常的自动治疗　植入式心脏再同步复律除颤器还适用于充血性心力衰竭患者，使其右心室和左心室再同步
2	植入式血泵	6845	由血泵和能量转换装置组合而成，依靠微型电-机（或电-液）能量转换装置来驱动，维持正常的人体血液循环，起到部分或完全代替自然心脏的功能
3	植入式药物灌注泵	6854	其药物灌注泵植入人体，与鞘内导管、导管入口组件、再灌注组件、袋囊组件、穿刺组件和程控器等配合使用，用于需长期输入药物或液体的患者
4	境内市场上尚未出现的血管内支架系统	6846	与境内市场上已有的医疗器械产品相比，主要组成材料改变、重大工艺改变、主要作用机制改变或者适用范围发生重大改变的通过输送系统以经皮方式植入预期血管部位的支架
5	境内市场上尚未出现的植入性人工气管、接触式人工器官、骨科内固定产品及骨科填充材料	6846	与境内市场上已有的医疗器械产品相比，主要组成材料改变、重大工艺改变、主要作用机制改变或者适用范围发生重大改变的植入性人工器官、接触式人工器官、骨科内固定产品及骨科填充材料
6	可吸收四肢长骨内固定产品	6846	由可吸收高分子材料或可吸收金属材料制成的四肢长骨内固定产品，通过对骨折断端的连接、固定，实现骨折部位的复位及早期负重，适用于四肢长骨骨折内固定
7	纳米骨科植入物	6846	含有纳米级材料或由纳米技术制成的骨科植入物，通过纳米级材料及纳米工艺的特性和效应，实现骨科植入物的临床要求，适用于骨及附属组织的支持、固定、替代
8	定制增材制造（3D 打印）骨科植入物	6846	利用增材制造（3D 打印）工艺生产的骨科植入物，根据产品的三维数字模型，主要通过连续的物理叠加，逐层增加材料生成三维实体，可实现骨科植入物的个性化生产及精细加工，适用于骨及附属组织的支持、固定、替代

图 4 - 1　关于发布需要进行临床试验审批的第三类医疗器械目录的通告（2014 年第 14 号）2014. 8. 21

二、适用范围

　　《决策是否开展医疗器械临床试验技术指导原则》规定："本指导原则适用于需要开展临床评价的第二类、第三类医疗器械产品注册时，是否需要开展临床试验的判定，不适用于按医疗器械管理的体外诊断试剂。"

　　也就是说，它既不适用于诊断试剂，也不适用于一类医疗器械，同时也不适用于上市后的临床试验的决策，只是在判断申请注册的产品是否需要开展临床试验时，作为技术指导进行参考。

　　"在医疗器械设计开发过程中，设计确认是其重要环节，以确保产品能够满足规定的使用要求或者预期用途的要求。可采取多种方法实现设计确认。"

需进行临床试验审批的第三类医疗器械目录
（2020年修订版）

与境内外已上市产品相比，采用全新设计、材料或机理和（或）适用于全新适用范围，且对人体具有较高风险的医疗器械，应当经临床试验审批后方可在中国开展临床试验。

上述原则适用的具体品种类别如下：

序号	产品类别	分类编码	产品描述
1	植入式心脏节律管理设备	12	植入式心脏起搏器：通常由植入式脉冲发生器和扭矩扳手组成。通过起搏电极将电脉冲施加在患者心脏的特定部位。用于治疗慢性心率失常。 再同步治疗起搏器：可用于心力衰竭治疗 植入式心脏除颤器：通常由植入式脉冲发生器和扭矩扳手组成。通过检测室性心动过速和颤动，通过电极向心脏施加心律转复/除颤脉冲对其进行纠正。用于治疗快速室性心律失常。再同步治疗除颤器还可用于心力衰竭治疗
2	植入式心室辅助系统	12	通常由植入式泵体、电源部分、血管连接和控制器组成。用于为进展期难治性左心衰患者血液循环提供机械支持，用于心脏移植前或恢复心脏功能的过渡治疗和（或）长期治疗。供具备心脏移植条件与术后综合护理能力的医疗机构使用，医务人员、院外护理人员以及患者必须通过相应培训。抗凝治疗不耐受患者禁用
3	植入式药物输注设备	12	通常由药物灌注泵、再灌注组件和导管入口组件组成。该产品与鞘内导管配合使用，进行长期药物的输入
4	人工心脏瓣膜和血管内支架	13	人工心脏瓣膜或瓣膜修复器械：一般采用高分子材料、动物组织、金属材料、无机非金属材料制成，可含或不含表面改性物质。用于替代或修复天然心脏瓣膜 血管内支架：支架一般采用金属(包括可吸收金属材料)或高分子材料(包括可吸收高分子材料)制成，其结构一般呈网架状。支架可含或不含表面改性物质，如涂层。可含有药物成分。如用于治疗动脉粥样硬化、以及各种狭窄性、阻塞性或闭塞性等血管病变
5	含活细胞的组织工程医疗产品	13/16/17	以医疗器械作用为主的含活细胞的无源植入性组织工程医疗产品
6	可吸收四肢长骨内固定植入器械	13	采用可吸收高分子材料或可吸收金属材料制成，适用于四肢长骨骨折内固定

图 4－2 国家药监局关于发布需要进行临床试验审批的第三类医疗器械目录
（2020 年修订版）的通告〔2020 年第 61 号〕2020.9.18

设计确认的方法多种多样，涵盖模体实验、计算机模拟实验、动物实验以及临床评价等。临床评价是设计确认的重要的一环。在上一章已经阐述临床评价的过程中临床数据的来源，包括临床文献、临床经验以及临床试验数据。而临床试验就是我们临床数据的重要来源。临床评价路径下的临床试验数据，可以来自公开发表的数据，也可以来自企业内部的未发表的数据。但它有一个必需的要求，一定是合法获得的，相应的数据可以来自境内或者境外。关于临床文献、临床经验数据的来源，参考上一章内容。

在本指导原则中，还可以看到"三个鼓励、两个最"：鼓励注册申请人采用最有效的方式获取证明符合医疗器械安全和有效基本原则所需要的最少量信息。可以通过这"两个最"可以看到，中心思想是对于企业负担最小化原则的鼓励和推荐，鼓励申请人去消除或减轻不必要的负担，让企业能够尽早地上市新的产品，可以使患者能够及早并持续获得安全有效的医疗器械，减少不必要的重复临床试验。

1. 符合医疗器械安全和有效的基本原则 ①综合临床证据，即临床评价过程中所收集到的临床数据以及评价的结果结论；②其他的一些设计、验证和确认的文件以及相关的文档来进行综合的评价，包括模体实验报告、计算机模拟实验报告、动物实验报告等；③其他的相关文档包含了器械描述、说明书、标签、风险管理文件以及生产信息。

2. 临床试验的意义 需要综合考虑这些相关的文件来综合判断产品是否符合医疗器械安全和有效基本原则。临床试验是获得临床数据的重要的途径。所以一个良好设计的临床试验加上规范的实施，可以提供科学可靠的医疗器械安全有效性数据，助力对产品的综合评价。

3. 临床试验的必要性 首先要全面地考虑医疗器械的适用范围、技术特征、生物学特性、风险程度及其与现有医疗器械或现有诊疗方法之间的差异。如果通过前面的分析判断非临床研究的结果以及现有的临床数据，无法证明产品符合医疗器械安全有效性的基本原则，那么可能就需要开展临床试验。

三、开展临床试验的考虑因素

在整个临床评价过程中，首先，要识别需要临床相关数据支持的指标，在找出指标之后，再识别与器械及其预期用途相关的可用临床数据。重点要先关注我们已有的能够收集到的临床数据。其次，对这些临床数据进行分析、评估。在分析和评估过程中，可以采用定性或者定量的方法，同时发现需要解决的剩余问题，判断这些剩余问题是否需要通过临床试验生成新的临床数据，将已有的以及新生成的临床数据进行汇总，最终达成关于医疗器械安全有效性以及临床性能的相关结论。

整个临床评价的过程就是采用科学合理的方法去评价和分析临床数据。临床评价贯穿产品的整个生命周期，是一项持续开展的活动，需要我们做到全面客观的评价。而临床评价的目标也是建立在风险受益、可接受以及产品安全有效性的基础之上。所以在整个评价的过程中，所需要的数据要结合器械的特征、预期用途、相应的宣称以及现有使用经验的水平进行综合的判断。具体的评价深度和广度因产品而异。我们所需的数据类型和数据量需要与产品的适用范围、技术特征、生物学特性、风险程度以及非临床研究的水平和程度相契合。

四、是否需要开展临床试验的一般原则

在临床评价的五个阶段中，当需要解决的剩余问题，剩余风险需生成新的数据回答新的问题时，就需要开展临床试验。通常多见于高风险的医疗器械以及新型医疗器械，以及虽然没有归类上述两类，但是同品种临床评价路径无法适用的器械。这也呼应了《医疗器械临床评价技术指导原则》中关于是否开展临床试验的一般原则。

1. 何时考虑开展临床试验

（1）其他数据来源（如非临床测试、已有临床数据等）无法论证产品对于安全和有效基本原则的符合性［包括安全性、临床性能和（或）有效性，以及受益/风险比的可接受性］时，需要开展临床试验。开展临床试验时所获得的数据，用于临床评价过程，并且是临床证据的一部分。

（2）考虑是否需要开展临床试验时，需考虑对于特定产品在其适用范围下，是否存在需在临床试验中解决的安全性、临床性能和（或）有效性的新问题。

（3）考虑技术的成熟度：新技术所需的临床试验数据，对于成熟技术可能非必要。对于成熟技术，在未识别出新的风险，且适用范围未改变的情形下，已有的临床数据（如已发表的文献、临床经验报

告、上市后报告和不良事件数据等）或许已能充分确认其安全性、临床性能和（或）有效性，原则上不需要开展临床试验。通常，此类问题更多见于高风险和（或）新型医疗器械。

2. 医疗器械开展临床试验的一般情况 我们在拿到一个医疗器械之后，首先去判断它是否为高风险医疗器械。如果是高风险医疗器械，需进一步分析它是否有前代产品。对于高风险医疗器械，原则上是需要开展临床试验的，但也有三种情形可以不用开展临床试验，这就与其是否有前代产品密切相关。

⇒ 前章回顾

· **哪些产品是高风险医疗器械？**

来自 IMDRF 国际协调文件综合考虑临床使用风险、技术成熟程度。举例：人工智能辅助决策类产品，起搏器，除颤器，植入心室辅助系统，血管支架，药物球囊，人工心脏瓣膜等。

· **什么是前代产品？**

前代产品指与申报产品属于同一注册申请人、具有相同适用范围且技术特征和生物学特性相似的产品，申报产品与前代产品为迭代关系。

3. 高风险医疗器械不需进行临床试验的情况

情形一：境外前代很给力 如果它的前代产品没有在中国获准上市，但是申报产品是在前代产品的基础上进行的设计变更，并且前代产品在境外有临床试验数据，有完整的临床试验方案报告、伦理委员会批件等相应的资料。那么这时候可以结合申报产品的非临床研究数据、前代产品的临床试验数据以及申报产品的境外临床数据进行综合的论证。如果能够通过这些数据，论证申报产品符合医疗器械安全和有效的基本原则，那么即使它是高风险医疗器械，原则上也不需要再去开展临床试验。

情形二：申报产品自身有境外临床试验 第一种情形是指申报产品的前代产品在境外有完整的临床试验。而情形二则是申报产品自身具备完整的境外临床试验数据。此时，能够运用申报产品的境外临床试验数据，结合申报产品其他的设计验证和确认文件以及器械描述、说明书和标签、风险管理文件和生产信息进行综合评价。若通过综合的评价能够证明其符合医疗器械安全和有效的基本原则，便无须再开展新的临床试验。

情形三：境内前代产品很给力 这指的是申报产品的前代产品已经在中国获准上市，且申报产品是在前代产品的基础上进行的设计变更。此时，我们需要使用申报产品的非临床研究数据、前代产品的临床数据以及申报产品的境外临床数据进行综合分析，以论证申报产品是否符合安全有效性的基本原则。

4. 新型医疗器械不需要进行临床试验的情况 新型医疗器械，是指与已在中国境内获准上市的医疗器械相比，在适用范围、技术特征或生物学特性方面具有显著差异的医疗器械。也就是说，其首先对比的范围是中国境内已上市的产品，另外是从三大特征方面去判别是否存在显著差异。由于大部分的医疗器械都是一个渐进的变更过程，所以大部分产品不属于新型医疗器械，能够通过非临床研究来证明其符合医疗器械安全和有效的基本原则。若申报产品被判定为新型医疗器械，原则上是需要开展临床试验的。不过，有三种情形可以不必开展临床试验。

情形一：申报产品自身的非临床研究数据表现出色 通过非临床研究数据就可证明产品的安全有效性，那么可以不用开展临床试验。

情形二：申报产品自身有临床数据 临床数据可以包含境外的临床文献数据或者境外的临床试验数据，此时我们再结合其非临床研究数据进行综合的评价和论述。

情形三：涉及前代产品，即新型医疗器械的前代产品有境外临床数据 可以结合使用申报产品的非临床研究数据、申报产品和前代产品的境外临床数据进行综合评价。若能够充分证明产品符合医疗器械安全和有效的基本原则，同样无须再开展临床试验。

🔗 **知识链接** -

医疗器械临床评价的路径选择

上文提到的几种可以不开展临床试验的情形，表述为原则上可以不开展临床试验。在指导原则的下方，有一个小的注释，即对于原则上可以不开展临床试验的情形，仍然需要结合其非临床研究或者等同性论证以及临床评价，证明产品符合安全和有效的基本原则。是否结合这个等同性论证，要根据产品的具体情况来进行判断。

5. 补充临床试验 "申报产品与同品种产品（已上市）存在差异。若注册申请人基于申报产品的非临床研究数据以及同品种产品的临床数据对产品实施了全面的临床评价，但仍不能证明申报产品符合医疗器械安全和有效的基本原则，则可能需要开展临床试验。"

在二、三类需要注册的医疗器械中，除去列入《免于进行临床评价医疗器械目录》的产品。剩下的产品都需要开展临床评价，分为两个路径，即同品种临床评价和临床试验。在需要进行临床试验的产品中，包含了《需进行临床试验审批的第三类医疗器械目录》内的六大类产品。另外还有一部分高风险医疗器械，不满足不用开展临床试验的三种情形，也需要开展临床试验。在判定产品虽然不属于高风险医疗器械，但属于新型医疗器械，又不满足刚才讲到的三种情形时，该部分的新型医疗器械也需要开展临床试验。下面的医疗器械临床试验决策流程图，能够清晰地让大家理解临床试验的决策流程。

五、决策临床试验流程

在对医疗器械申报产品分析，决定其是否需要进行流程试验，可以通过图 4 – 3 决策流程图进行。根据流程图，共对应 11 种情况。

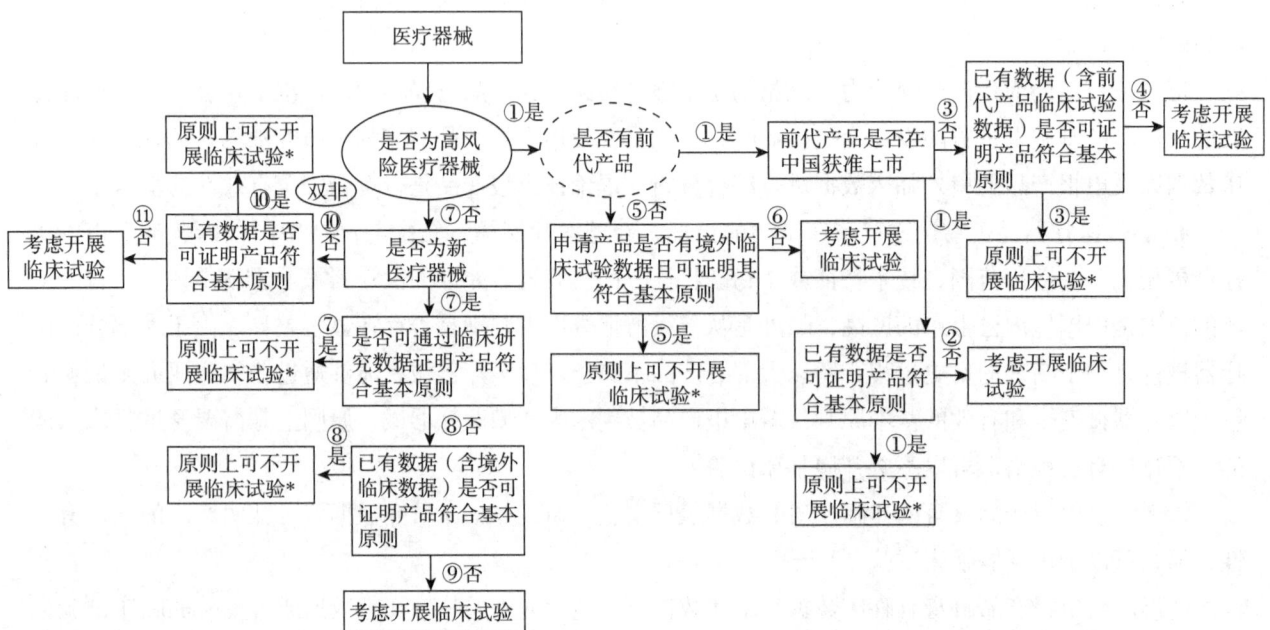

图 4 – 3　医疗器械临床试验决策流程图

获取医疗器械相关信息后，首先判断其是否为高风险医疗器械。若是高风险医疗器械，进一步分析该器械是否有前代产品，若有前代产品，则会出现四种归属情况（图中①~④）：前代产品是否已经在中国上市。如果已经在中国上市，要进一步分析判断前代产品已有的非临床的数据是否能够证明已有的申报产品，已有的非临床和前代产品，以及申报产品已有的数据是否能够证明产品符合安全和有效的基本原则。若能够证明，原则上无须再开展临床试验，若不能证明，则需要开展临床试验。对于前代产品未在中国上市的情况，则需综合判断已有的数据能否证明产品符合安全和有效的基本原则。这里主要指的是前代产品有临床试验数据的情形。若前代产品的临床试验数据很全面，原则上也可以不开展临床试验。但是如果经过综合分析，数据无法够论证其符合基本原则，则仍需考虑开展临床试验。这是产品属于高风险医疗器械时，依据其前代产品的情况所呈现的四种情形。

如果属于高风险医疗器械，且无前代产品，则需查看是否有自身的境外临床试验数据（图中⑤和⑥）。如果其自身的境外临床试验数据结合其非临床的数据，能够证明其符合安全和有效的基本原则，原则上也可以不开展临床试验。

如果产品非高风险医疗器械，接下来要判定其是否为新型医疗器械（图中⑦~⑪）。若非新型医疗器械，情况相对简单，只需查看其已有的数据能否证明产品符合安全和有效的基本原则。若能够证明，则无须开展临床试验；若不能够证明，即"双非"产品（既不是高风险医疗器械，也不是新型医疗器械），因已有的数据不够充分，依然需要考虑开展临床试验。

对于新型医疗器械，首先查看其非临床数据，若非临床数据能够充分证明产品符合基本原则，原则上也不需要开展临床试验。如果非临床数据不够充分，进一步查看自身或者是前代的境外临床数据是否可以证明产品符合基本原则。如果能够证明，原则上也不需要开展临床试验，如果不能证明，则需开展临床试验。

以上11种情况便于大家决策产品是否需要开展临床试验。当获取医疗器械相关信息，判定它采用哪一种临床评价路径的时候，首先需要分析产品风险并挖掘产品临床证据。若有同品种器械的情况，则需同时识别申报产品和同品种器械相关的临床数据。若只有申报产品，也需要分析申报产品及其前代产品，或者仅是申报产品自身的相关临床数据。

第三节 临床试验开展的原则

一、临床试验方案的考虑因素

临床试验设计的具体要求可参考《医疗器械临床试验设计指导原则》。

开展多区域临床试验，可促进医疗器械研发效率的提高，从而促进医疗器械尽快在全球多区域上市。多区域临床试验设计，需细致考虑可能影响试验结果的区域间差异。

需符合《医疗器械临床试验质量管理规范》等法律法规，确保受试者保护、数据的真实性、完整性、可追溯性。

二、临床试验报告

临床试验报告需涵盖试验结果，其构成临床数据的一部分，纳入临床评价报告，以论证产品对安全和有效基本原则的符合性。

在临床试验设计的过程中，需要参考《医疗器械临床试验设计指导原则》。同时国家鼓励开展多区域的临床试验，旨在促进医疗器械研发效率的提升，进而推动医疗器械尽快在全球多区域上市。然而，在多区域临床试验设计的进程中，也需要细致考量可能影响结果的区域间差异，以保障临床试验结果能够用于在中国申报的预期人群及预期适用范围中的证据论述。并且在临床试验实施的过程中，还需要符合 GCP 等相关法规的要求，确保受试者得到保护，数据也要保证真实、完整且具有可追溯性。

临床试验结果是临床数据构成的重要组成部分，需要纳入临床评价报告因此，对于临床试验报告所包含的基本要素及其签署要求也需要满足。

三、临床试验设计的伦理考量

（1）按照《世界医学大会赫尔辛基宣言》和《医疗器械临床试验质量管理规范》的伦理原则，保护受试者权利、安全和福利，是临床试验应遵循的一般原则。

（2）基于可生成新数据并回答当前知识体系尚未回答的、特定安全性、临床性能和（或）有效性问题，做出开展临床试验的决定，在伦理上具有重要意义。

（3）保护受试者免于不必要或不适当的临床试验，需与保护公众健康的需求相平衡，即在确有需要时开展临床试验。

在任何情况下，都需留意确保通过科学且符合伦理的试验过程获取必要的数据，临床试验不应将受试者暴露于不当的风险之中。

受试者的权利、安全和受益至关重要，适当的试验设计和实施是生成有价值数据的基础。

在临床试验设计的过程中，还需有伦理的考量，按照《世界医学大会赫尔辛基宣言》和 GCP 的伦理原则来确保受试者的权利、安全和福利得到保障。基于受试者伦理，受试者的权利、安全和受益得到保护实施的临床试验，所获取的临床数据方能作为临床评价的基础。

第四节 临床试验实施过程

一、概述

医疗器械临床试验的开展需要按照 GCP 进行。临床试验的定义在《医疗器械临床试验质量管理规范》和《医疗器械临床评价技术指导原则》中略有不同。在 GCP 中，临床试验是指在符合条件的医疗器械临床试验机构中，对拟申请注册的医疗器械（含体外诊断试剂）在正常使用条件下的安全性和有效性进行确认的过程。而在《医疗器械临床评价技术指导原则》中，临床试验是为评价医疗器械的安全性、临床性能和（或）有效性，在一例或多例受试者中开展的系统性的试验或研究。

从上述定义可以看出，《医疗器械临床评价技术指导原则》对临床试验的限定条件更少：它没有限定医疗器械临床试验机构必须符合条件，也就是说，原则上是可以纳入在任何地方开展的临床试验数据进行分析。

医疗器械临床试验的相关法规众多，《医疗器械临床试验质量管理规范》经历了三次变革：2004 年《医疗器械临床试验规定》（国家食品药品监督管理局 第 5 号令）——2016 年《医疗器械临床试验质量管理规范》（国家食品药品监督管理总局 国家卫生计生委 第 25 号令）——2022 年《医疗器械临床试验质量管理规范》（国家药监局 国家卫生健康委 2022 年第 28 号公告）。从 2022 年 5 月 1 日后没有取得伦理批件的临床试验，均需要按照新版 GCP 的要求进行临床试验，其中对临床试验涉及的各个环节、各方人员的职责均有明确的要求。

二、《医疗器械临床试验质量管理规范》的要求

新版 GCP 关于医疗器械临床试验，尤其是新产品注册的临床试验部分，会涉及哪些要求？

1. 对临床试验机构的要求 开展临床试验首先需要在符合条件的医疗器械临床试验机构进行，关于"符合条件"，在 GCP 中有明确的定义，指应当符合备案条件，应该建立临床试验的内部管理组织架构和质量管理制度；医疗器械临床试验机构应当有相应的临床试验管理部门，承担临床试验管理工作，如管理备案信息、提交年度报告、主要研究者（PI）备案（伦理审查前）等。

2. 对伦理委员会的要求 一般情况下，符合条件的临床机构里会设有伦理委员会，伦理委员会在进行临床试验时，包括医疗器械产品注册临床试验或科研实验，伦理委员均起到重要的作用，旨在保护受试者的合法权益与安全，维护受试者的尊严。伦理委员会的组成、运行、备案管理均需要符合卫生健康管理部门的规定。

3. 对监管部门的要求 监管部门对于注册的临床试验尤为重要。在开展临床试验时，针对高风险的第三类医疗器械存在必须进行临床试验的目录，开展此类医疗器械临床试验前，需要获取国家药品监督管理局的批准；非三类高风险器械，例如创新医疗器械，其风险程度稍低，通常不在必须进行临床试验的目录中，然而若无法通过其他的路径，例如同品种临床评价路径进行临床评价而必须进行临床试验，这一类医疗器械需要在申办者所在省、自治区、直辖市药品监督管理部门进行临床试验项目备案。

4. 对研究者的要求 新版 GCP 对研究者职责进行明确了要求，包括符合主要研究者备案要求并完成备案；明确主要研究者和授权研究者职责；承担医疗器械临床试验相关责任；遵守试验方案、遵循伦理、受试者医疗处理、医疗器械管理、生物样本管理、不良事件处理和报告等。

5. 对申办者的要求 新版 GCP 加强了申办者的职责要求，可以说在整个医疗器械注册临床试验里，申办者所要负责的内容最多，需对整个医疗器械临床试验的全流程负责。包括医疗器械临床试验机构的选择，主要研究者的选择，临床试验方案的设计、实施、记录、结果报告和文件的归档等。可以说，申办者需要对医疗器械临床试验的真实性、合规性及质量管理体系等全方面负责。

新版 GCP 对五个机构均作出了明确的要求，以下讲解临床试验的全流程，涵盖试验前的准备、临床试验的实施，以及临床试验结束后的相关工作。

三、临床试验前准备

1. 临床试验开始前流程 首先，申报者需要准备研究资料，包括产品说明书、产品临床性能的验证资料、产品检测报告等。再次，需要注意，进行临床试验的产品必须是最终定型的成品。在对产品全方面信息有足够了解后，下一步是撰写临床试验方案。然而实际情况往往并不相同，注册产品在临床试验运行过程中，通常会邀请 CRO（临床试验业务）公司的介入，而 GCP 中对于 CRO 不作任何描述；CRO 与申办者的关系，类似于申办者请的外援，只有少部分申报者会独立完成临床试验方案的撰写，多数会交给第三方即 CRO 公司负责整个临床试验方案的撰写工作。

临床试验方案撰写完毕后，需要进行修订并展开讨论。此时，CRO 公司或者申办者需要联络主要的临床试验机构及主要研究者，参与临床试验方案的讨论及修订。临床试验方案确定后，需提交伦理委员会进行伦理审查。伦理审查通过，项目分配到主要实施科室并准备启动。同时，临床试验方案中还要对可能出现的不良事件以及严重不良事件，上报提交、方案的修改、退出临床试验的终止等作出规定，

这在 GCP 中亦有明确说明。

2. 申办者准备研究材料　申办者准备的研究资料旨在确保注册产品是最终定型，能够支撑其开展完整的临床试验。申办者需要准备的资料包括：①临床试验方案；②研究者手册；③知情同意书文本和其他任何提供给受试者的书面材料；④招募受试者和向其宣传的程序性文件（如适用）；⑤病例报告表文本；⑥基于产品技术要求的产品检验报告；⑦临床前研究相关资料，包含动物实验报告、生物相容性评价资料等；⑧主要研究者简历、专业特长、能力、接受培训和其他能够证明其资格的文件；⑨试验医疗器械的研制符合适用的医疗器械质量管理体系相关要求的声明；⑩与伦理审查相关的其他文件。

此处列举的研究资料通常指的是注册的临床试验，对于上市后产品的临床试验，其研究资料可以减少，例如性能验证跟产品检验报告等不再需要。因为已经上市的产品已通过国家药品监督管理局的对产品安全有效性审查，足以证明产品能够在临床上以批准的适用范围安全使用。

3. 选择 CRO 公司　临床试验的重点在于申报者如何准备临床试验相关资料。申办者可能会选择由协助的 CRO 公司完成，也可能申办者自己独立完成。无论由谁去进行资料的准备，首先需要明确的是临床试验的目的是基于医疗器械说明书明确是疗效评价还是安全评价为主。也就是说，临床试验方案的设计需要突出主要评价指标，可以是有效性指标，例如治愈率、症状改善程度等；也可以是安全性的指标，如不良反应发生率、严重不良事件发生率等。

在着手准备之前，进行临床文献或同类产品临床试验的调研是必不可少的步骤。通过广泛而深入的调研，能够了解已有的评价指标及方法，从而为明确或者备选主要的评价指标提供参考和依据。在此基础上，再去准备临床试验设计方案摘要就显得非常必要了。这样的摘要应包含试验的背景、目的、设计思路、主要评价指标的选择及理由、样本量的计算依据、试验流程、预期结果等关键信息，为后续完整的临床试验方案的制定奠定坚实基础。

然而，很多申报者存在一些现实的困难。一是没有经验，对医疗器械临床试验的法规要求、操作流程不熟悉，难以独立开展临床试验。二是有的申报者医生资源和团队配置不足，临床试验开展过程中需要临床研究医生、数据管理员、统计分析师等多个岗位，若企业自己开展，会耗费大量的人力成本。

综合来看，在临床试验开展过程中，选择 CRO 公司共同开展临床试验，是目前市场上较为常用的方式。CRO 公司凭借其专业的团队和丰富的经验，能够为申报者提供有效的支持和保障，提高临床试验的效率和质量，降低风险和成本。

4. 撰写临床试验方案　一般情况下，常规注册产品临床试验时，申报者会选定 CRO 公司成立项目组。项目成立后的首要任务是撰写临床试验方案。试验方案中需要考虑的因素包括明确的试验目的，受试者及其他试验参与人员风险的最小化，不良事件的定义和报告，研究终点，适当的受试者人群，偏倚的最小化（如随机化、盲法、分配隐藏），混杂因素的识别（如合并治疗、并发症），选择适当的对照（如阳性对照、假手术、历史对照），设计类型（如平行、交叉、队列研究），比较类型（如优效、非劣效、等效）以及随访时间和监查等。

上述内容应该是比较完善地体现在临床试验方案中，而关于此部分在医疗器械临床试验方案的撰写要求在指导原则中有明确规定。

5. 筛选临床试验机构和主要研究者　临床试验方案通过之后，就需要筛选并确定主要的临床试验机构以及主要的研究者。临床试验方案的撰写人一般是申办者或 CRO 机构，在临床试验方案实施过程中，执行方案的可能是主要研究及其授权的研究者。所以临床试验方案还需要征求到 PI 也就是主要研究者的意见。实际操作中，在试验方案进行伦理审查前，就需要确定 PI 以及临床试验机构。

理想的 PI 以及理想的临床试验机构，一般满足的基本要求包括：①满足 GCP 与相关指导原则、法规的基本要求；②对整个临床试验流程比较擅长并了解；③有比较高的意愿，愿意配合申办者进行完整的注册研究临床试验；④对于一些较为特殊设备的临床试验，例如机器人、射频消融设备等，最好拥有同类产品的使用的经验，或者所在医院对该类器械临床使用需求较多，这样可以缩短研究者的学习周期以及入组的周期；⑤临床研究费用要求合理。

6. 组织召开方案讨论会　在确定好临床试验方案、PI 以及临床试验机构之后，一般需要申办者组织召开方案讨论会，针对方案内的关键内容，例如入排标准、随访周期、评价指标，样本量、临床试验观察表（CRF）数据采集完整性的可行度等进行讨论。经过讨论，需要达成一致的结果。若存在不一致，或者 PI 对方案修改提出意见，就需要进行方案的修订。修订完的临床试验方案后提交伦理审查。

7. 提交伦理审查　伦理审查并不仅仅需要提交临床试验方案，一般还需要提交知情同意书、CRF、研究者手册，基于产品技术要求的产品检验报告、临床前的研究相关、试验医疗器械研制符合医疗器械质量管理体系相关要求的声明、主要研究者 PI 的简历，例如专业特长能力接受培训和其他证明其资格的文件。创新型产品的注册临床试验，一般还会要求主要研究者必须做过 3 个以上医疗器械临床试验项目，才能够主导创新产品的注册临床试验。这些子文件全部都准备齐全之后，才能提交伦理的审查。

8. 签署临床试验协议，方案盖章　对审核通过的临床试验中协议进行签署并盖章。

9. 申办者进行临床试验备案　申办者根据要求向监管部门进行临床试验的备案。

10. 准备试验产品，印刷研究资料　按照临床试验方案准备样品，并印刷涉及的研究、协议等资料。

11. 试验产品与研究资料配送　伦理审查通过之后，需要进行试验方案盖章。需要注意的是，若后续临床试验方案进行了修改，就需要重新进行伦理审查。方案盖章的同时还需要签署临床试验协议，即与选定的并通过伦理审查的临床试验机构签订协议。申办者拿到方案伦理批件等资料后需要进行临床试验的备案，包括在申办患者所在地的药品监督管理局备案。备案全部完成之后，可以准备实验用的医疗器械，印刷研究资料，包括招募招广告等。试验产品与研究资料配送到相应临床试验机构并准备完毕后，就可以开始临床试验。

四、临床试验的实施

1. 组织召开科室启动会　在临床试验实施的开始之初，一般需要召开科室的启动会，介绍临床试验操作的 SOP，包括如何规范准确地使用对应的医疗器械、收集资料的时间和要求、临床资料的填写收集和说明等。

2. 受试者入组　启动会完成后，便可开始受试者入组。在此需要说明的是，科室启动会是非必需的流程，GCP 并未对其有强制要求，原则上只要完成临床试验的备案，就可以开始第一例受试者入组。但在备案完成之前进行第一例受试者入组，属于违反法规的行为。在受试者入组之后，还需体现监察计划，尤其在前几例受试者入组时，是监察工作的重点时期。监察员会督促追踪研究者对试验方案的执行情况，确定入选的受试者是合格的，确认在试验前所有受试者签署知情同意书等。

3. 协助研究者完成各类表格填写　临床试验中还需设定临床协调员（Clinical Research Coordinator, CRC）岗位。CRC 主要负责常驻医院，进行文档的整理和 CRF 的填写。CRC 的工作内容由研究者授予，大体工作包括研究中心协调沟通、协助试验数据管理、协助研究产品管理、协助研究文档管理、协助受试者管理等。CRC 需协助研究者完成各种表格的填写，包括所有病例报告表填写正确并与原始资料一致，所有的错误或者遗漏，都应该有改正或者说注明。例如有改正或者涂写痕迹的，需要研究者签名并注明日期。

4. 监察员跟踪监察临床试验质量　临床监察员（clinical research associate，CRA）也是临床试验中不可或缺的岗位。CRA 主要职责可概括为四个方面。

（1）监督临床试验的进程　CRA 要定期到访各个研究中心，检查临床试验的进展，确认试验按照既定的方案和合规标准进行。

（2）数据质量控制　CRA 需要核查研究数据的准确性，确认数据的收集和记录符合 GCP 标准。

（3）培训研究人员　CRA 负责对研究中心的工作人员进行 GCP 及相关规定的培训，确保他们了解并遵守临床试验的规范。

（4）风险管理　CRA 需要识别和评估临床试验中可能出现的风险，并制定相应的管理策略。

CRA 在临床试验中要按时提交检查报告，检查并如实记录研究者未能做到的随访、未进行的实验、未做的检查，以及是否对错误或者遗漏做出纠正。

5. 不良事件报告　在整个临床试验过程中，还存在比较重点的工作就是不良事件的报告。在新版 GCP 实行之前，不良事件报告实施"双报告"的制度，临床试验机构和申报方均需进行报告。按照新版的 GCP 的要求，现在则是"单报告"的制度，研究者在获知所有严重不良事件的情况下，需在 24 小时之内报告，包括伦理委员会、临床试验机构和申办方。申办方在获知死亡或者危及生命的临床试验医疗器械相关严重不良事件后 7 日内，获知非死亡或者非危及生命的试验医疗器械相关严重不良事件和其他严重安全性风险信息后 15 日内，向参与临床试验的其他医疗器械临床试验机构、伦理委员会以及主要研究者报告，向申办者所在地省、自治区、直辖市药品监督管理部门报告，向医疗器械临床试验机构所在地省、自治区、直辖市药品监督管理部门和卫生健康管理部门报告，并采取风险控制措施；出现可能影响受试者安全、可能影响医疗器械临床试验实施、可能改变伦理委员会同意意见的信息时，应当及时组织对临床试验方案、知情同意书和其他提供给受试者的信息，以及其他相关文件进行修改，并提交伦理委员会审查。出现大范围临床试验医疗器械相关严重不良事件，或者其他重大安全性问题时，申办者应当暂停或者终止医疗器械临床试验，并向所有医疗器械临床试验机构管理部门、伦理委员会以及主要研究者报告，向申办者所在地省、自治区、直辖市药品监督管理部门报告，向所有医疗器械临床试验机构所在地省、自治区、直辖市药品监督管理部门和卫生健康管理部门报告。这里需要注意的是，先终止然后再去报告。当出现大范围的 SAE 的时候，优先要保证受试者的权益。不良事件的报告，要确认所有的不良事件都是记录在案，严重不良事件应该在一定的时间内做出报告，并且记录在案。

6. 完成随访　根据临床试验方案完成对患者随访。

7. 整理数据库　收集数据并导入数据库进行整理。

8. 数据答疑　在试验结束后，需要完成随访。未使用临床试验电子数据采集系统（EDC），可能要用到 CRF，需与原始的病例核对是否数据真实，研究者签字。在不使用 EDC 的情况下，现在仍然可以用纸质表。CRF 一般情况下是复写的形式，一式三份，一份留给临床试验机构，一份留给统计，一份留给申办方。整理数据并整理入库，统计人员会根据 CRF，将实验数据录入数据库，各中心同时提供实验室的正常值范围表。有可能会存在多中心实验室的正常值范围表不一致，这种情况下也是可以接受的，正常收集并体现校验记录即可。也就是说，要保证各个中心用到的器械都有正常的校验记录，是合法使用的；在有效期内能够正常使用，这样的数据依然可以接受。随后需要进行数据的答疑，CRA 与研究者协助完成数据的答疑工作，数据打印表由研究者签字，研究单位存档。如今大多数都用 EDC 系统，也就是临床试验的电子数据采集系统，它会在患者入组随访过程中完成答疑，有效地节省了时间。

9. 盲态审核会　在完成数据核查，数据库关闭后，在盲态下对数据库数据再次进行审核与评判。

10. 统计报告　用统计学方法科学地分析数据。

11. 组织召开项目总结会　组织召开总结会并出具统计总结报告，会中可对报告再次共同审核。

12. 剩余样品及临床资料回收　对剩余样品回收或销毁，避免其流入市场或被不正确使用。

13. 研究单位资料归档备案　之后会举行盲态数据的审核会，主要针对临床试验过程中出现的问题以及由主要研究者确定数据/问题的处理方法，确认无误后才能关闭数据库。在盲态数据审核会上，需要共同揭盲、确定试验组与对照组，并填写揭盲记录以及数据审核记录。

在数据关库之后，便会进行统计分析。统计专家出具统计报告，进行审核后完成定稿。统计单位签字盖章，并将统计报告提交组长单位的主要研究者，以开展临床试验总结报告的总结工作。我们需要依据临床试验的结果，对临床试验进行总结，撰写总结报告并报送各单位和参加单位进行审核。申办方需组织召开项目的总结会，对总结报告进行讨论，形成确认最终的文件。最终版的文件确定后，临床试验总结报告要到临床试验机构签字盖章。签字盖章的内容如下。①临床试验的方案和小结：各中心的主要研究者需签名并注明日期、交该中心的医疗器械临床试验机构审核盖章后交申报者。②临床试验报告：协调研究者，也就是在多中心时要负全责的协调研究者签名，注明日期，交组长单位的医疗器械临床试验机构审核盖章后交申办者。

在临床试验完成后，需要做好剩余的试验样品的回收及销毁。同时根据各临床中心的要求，协助完成的资料的质控和归档工作。

五、真实性稽查

1. 组织配合完成真实性稽查　在临床试验过程中以及结束后均有稽查流程。为何试验完成后仍需稽查？因为试验完成后的稽查，是针对研究方案、研究报告、研究协议、伦理批件，提交申办单位所在地省局所申请的真实性稽查。稽查从第一例受试者入组到提交注册申报资料都有可能进行审查工作。稽查可以是在试验开始前，临床试验实施过程中，也可以是临床试验结束之后进行。稽查实质上是针对注册产品的临床试验以及样品生产过程的真实性核查，可以说，真实性标准是稽查的主要原则。所以，稽查工作的开展可以是从受试者入组到注册申报，甚至试验结束后的 5 年内都可能进行。

稽查中所说的真实性问题一般指什么？例如在伦理批件拿到之前，就开始第一例受试者入组，或者申报者/临床机构已经完成所有受试者的入组工作，再后补伦理批件等工作，这就违背了 GCP 中对临床试验备案、伦理批件等开展/获取时间的要求，属于出现了稽查真实性问题。所以，真实性问题不仅仅指篡改试验数据等，上述问题均有可能需要负相应的法律责任。

2. 临床试验资料的稽查　对于临床试验资料进行稽查，稽查内容通常包括：①临床试验的稽查资料：稽查临床试验合同、临床试验方案、伦理委员会批件或相关说明、受试者知情同意书（样张）、CRF 表、临床试验报告等。②临床试验报告的真实性稽查：试验产品的名称、规格型号，试验机构及科室、试验项目负责人，试验起止日期、试验的适应证以及病例数，原始试验例数及观察时间、临床试验结果，原始试验记录数据与原始病例内容的一致性。

对临床试验资料进行稽查，即调阅医疗机构存档的原始临床试验资源以及企业拟申报的临床试验资料进行对比稽查。稽查方向一般包含：查阅原始临床试验资料中试验产品的名称、规格型号是否与临床试验报告上的内容一致；查阅原始试例数及观察时间是否与临床试验报告上的内容一致；查阅原始试验数据是否与原始病历所载内容一致。临床试验中稽查的方式有函调稽查和现场稽查。对承担临床试验医疗机构在本市的一般采用现场稽查。对承担临床试验机构不在本市的，主要采用函调稽查或委托承担临床试验医疗机构所在地的省药品监督管理部门组织稽查；对需要进行现场稽查的特殊情况，一般由申报企业提出并承担相应的差旅费用。

3. 样品生产过程资料的稽查　该部分稽查内容包括：产品注册检验报告的样品与样品生产的一致性；送检样品编号（批号）以及生产记录；样品生产过程中与申请书的表述的一致性（包括生产过程流程图、生产过程关键控制点、生产过程平面布置图）；主要的生产设备、检验设备的应用与申请书表述一致性；生产设备与生产过程相适应；检验设备与产品标准相适应；稽查样品生产过程记录、出厂检验记录；用于样品生产的原材料采购记录、供方名单与产品生产过程的一致性；样品生产的起止日期、数量、用途（留样、送检、临床）的一致性。

样品生产过程资料稽查的方法主要是，结合产品生产质量体系考核稽查产品申请资料的真实性，从原材料购入、生产记录、出厂检验、送检样品记录进行稽查。如需留样的产品，检查是否有留样；送检样品查阅是否有记录；查阅注册检验报告样品的批号是否和生产记录的批号一致；查阅是否有样品生产过程的检验记录和出厂检验记录；查阅用于样品生产原材料是否有采购记录。稽查组对企业上报的首次注册申请资料真实性进行稽查时，原则上首先稽查真实性，如发现与申报资料不一致，则可终止稽查。

在稽查完成之后原则上即可进行注册申报工作，也就是临床评价中提到的通过临床试验路径进行注册申报的方法。

第五节　接受境外临床试验数据

临床试验数据也可纳入符合法规要求的境外数据，如何合理合规地使用境外数据，参考的是《接受医疗器械境外临床试验数据技术指导原则》。该指导原则中明确要求，在境外多中心取得的临床试验数据，符合中国医疗器械注册相关要求的，可用于在中国申报注册申请。该导则的提出避免或减少了重复性临床试验，加快了医疗器械在我国上市的进程。

一、修订背景

《接受医疗器械境外临床试验数据技术指导原则》是源自《关于深化审评审批制度改革鼓励药品医疗器械创新的意见》（厅字〔2017〕42 号）第一条改革临床试验管理中第（六）款接受境外临床试验数据："在境外多中心取得的临床试验数据，符合中国药品医疗器械注册相关要求的，可用于在中国申报注册申请。对在中国首次申请上市的药品医疗器械，注册申请人应提供是否存在人种差异的临床试验数据。"参考该意见，接受境外临床试验数据的指导原则提倡注册申请人充分利用已有的临床试验数据减少重复性的临床试验，进一步协调全球临床试验的要求，加快医疗器械在我们国家的上市进程，也体现了我国鼓励医疗器械的创新发展，促进患者尽早可以用上优联优质的医疗器械。

本指导原则旨在为申请人通过医疗器械境外临床试验数据申报注册，以及为监管部门对该类临床试验数据的审评提供技术指导，避免或减少重复性临床试验，加快医疗器械在我国上市进程。

从科学上把握了医疗器械的整体安全有效性，同时又减少了重复性的临床试验，鼓励企业和产品的创新发展，可谓一举两得。该项指导原则所对应的数据对象是指医疗器械的境外临床试验数据，彰显了我国监管部门对于企业和产品研发创新的鼓励。

接下来将阐述指导原则相关内容。主要涵盖了四部分内容。

二、适用范围

本指导原则中涉及的境外临床试验数据是指，全部或同期在境外具备临床试验开展所在国要求条件的临床试验机构中，对拟在中国申请注册的医疗器械在正常使用条件下的安全有效性进行确认的过程中所产生的研究数据。

从境外临床试验数据的定义中，可以看到其中包含三个要素：①对于临床试验机构的描述，指的是必须具备所在国临床试验相关条件的临床试验机构；②针对在我国已申请注册的医疗器械；③必须是在正常使用条件下产生的相关数据。

"适用于指导医疗器械（含体外诊断试剂）在我国申报注册时，接受申请人采用境外临床试验数据作为临床评价资料的工作。"

与其他指导原则有所不同，此导则既适用于医疗器械，也适用于体外诊断试剂。通过指导原则的适用范围可以获取两个信息：①关于临床试验开展的时间点没有限定，也就意味着，可以是在境外上市前的临床试验数据，也可以是上市后的临床试验数据；②关于数据的使用对象，境外临床试验数据并没有限定必须是进口企业的境外临床试验数据，而是说，无论是国产企业还是进口企业，只要是在境外开展的临床试验数据都可以划归到这个范围内，当然是否符合相应的接受条件和要求，需要根据数据的具体情况去分析。可以确定的是，不会因数据的持有对象而有所区别。在境外，例如在欧盟、美国等开展的境外临床试验数据，都可以参考指导原则分析是否符合我国接受要求。

三、接受境外临床试验数据的基本原则

接受境外临床现在数据的基本原则包括三项：伦理原则、依法原则和科学原则，这三个原则均为必要条件，缺一不可。

1. 伦理原则 境外临床试验应当遵循世界医学大会《赫尔辛基宣言》确定的伦理准则。申请人同时需说明采用的临床试验开展所在国的伦理、法律、法规所制定的规范和标准，或国际规范和标准。

伦理原则要求在境外开展的地方试验必须符合《赫尔辛基宣言》中规定的伦理准则。除此之外，还需要说明在临床试验开展所在国，其相关的伦理法律法规中所制定的规范和标准，同时也需要说明是否符合相应的国际规范或者标准。比如，有一项在美国开展的临床试验，除了满足《赫尔辛基宣言》伦理准则之外，还需满足美国相应的法律法规，如 21 CFR/ISO 14155：2011 中的伦理要求。

2. 依法原则 包括四方面内容。

（1）境外临床试验应在有临床试验质量管理的国家或地区开展。

（2）符合中国医疗器械（含 IVD）临床试验监管要求。

（3）若与 GCP 有差异，应详细说明差异内容。

1）充分证明差异内容不影响研究结果的真实性、科学性、可靠性及可追溯性，且能够保障受试者权益。

2）IVD 参考《体外诊断试剂临床试验技术指导原则》（局通告 2021 年第 72 号）中临床试验质量管理相关条款。

3）2020 年 11 月 26 日发布关于公开征求《使用体外诊断试剂境外临床试验数据的技术指南（征求意见稿）》意见的通知。

（4）申请人及临床试验机构应接受 NMPA 的监督检查。从境外临床试验的定义可以看到，首先其必须是在有相应临床试验质量管理要求的国家或地区的临床试验机构开展。此外，必须是符合我国关于医疗器械的临床试验监管相关要求的临床试验。

如果与我国 GCP 有差异，则需要详细地说明差异内容，并且充分证明差异的内容没有影响到临床研究结果的真实性、科学性、可靠性及其可追溯性，确保临床试验的结果与整个临床试验的实施能够保

障受试者的安全。对于 IVD 类的产品，可以参考体外诊断试剂的临床试验技术指导原则，以及境外临床试验数据技术指南的相关要求。

同时，申请人以及试验开展所在的临床试验机构还应该能够接受 NMPA 的监督和检查。在此需要注意的是，在国外开展临床试验参考的相关法规与中国 GCP 相关的差异需要进行分析，也就意味着有差异并不代表不能接受，而是需要对这些差异进行相应的分析，来判断差异是否影响临床试验结果的可接受度。例如，由于大部分产品的临床试验都是在欧盟或者美国开展的，其临床试验要求和中国 GCP 比较类似，都是基于 ISO 等国际标准转化的，那么可以不去进行逐条详细的对比。但是如果某样产品的临床试验在一个比较陌生的国家，比如柬埔寨、老挝或其他发展中国家开展，这些国家往往没有具体的临床试验法规，那就需要与我们国家的 GCP 进行详细的对比，也便于监督管理机构去判断与我国依法原则之间的相关差异，进而分析是否会影响临床试验的结果。

在考虑伦理原则和依法原则之后，还需要考虑临床试验的科学原则。境外临床试验数据需要满足真实、科学、可靠、可追溯四个基本要求。所以需要提供完整的临床试验数据，在提交数据的过程中是不能够进行筛选的。

3. 科学原则　"境外临床试验数据应真实、科学、可靠、可追溯，申请人应提供完整的试验数据，不得筛选。

申请人应确保：在境外开展的临床试验目的适当；试验设计科学合理；试验结论清晰；受试者的权益得到保障；其他人员（如医护人员等）可能遭受的风险得以保护。

临床试验设计科学合理基本原则参考《医疗器械临床试验设计指导原则》（2018 年第 6 号）。"

需要确保在境外开展的临床试验，其目的是适当的，设计科学合理，结论清晰，受试者的权益能够得到保障。其他的人员如医护人员，如果有可能预见的风险，应能得以保护。所以整个临床试验设计的科学合理基本原则，可以参考我国的《医疗器械临床试验设计指导原则》来进行相应的对比和参考。在判断境外临床试验数据的提交情况和接受要求之前，要先判断是否满足伦理原则、依法原则和科学原则的相关要求。

四、境外临床试验数据的提交情况及接受要求

1. 境外临床试验资料的内容

（1）临床试验方案　如有修改，需要提交修改理由和修改版。

（2）伦理意见　形式多样：批件或其他类型文件，如说明性文件。

（3）临床试验报告　应包含对完整（不得筛选）临床试验数据的分析及结论。

（4）分中心小结，统计分析报告　佐证资料。

（5）知情同意书样稿　内容参考《医疗器械注册申报临床评价报告技术指导原则》（2021 年第 73 号通告）。

（6）原始数据库、分析数据库、说明性文件和程序代码等　《医疗器械临床试验数据递交要求注册审查指导原则》（2021 年第 91 号）。

境外临床试验资料可能会包含的内容在指导原则明确提出，其中有三类型的文件是必须要提交的：临床试验方案、伦理委员会意见以及临床试验报告。结合最新发布的《医疗器械临床评价技术指导原则》，除了提交临床试验方案之外，如果临床试验方案有修改，也需要提交修改版的临床试验方案，并说明修改的理由。提交临床试验方案，便于审评员判断临床试验是否按照方案实施。同时还需要提交伦理意见。对于境外临床试验来讲，每个国家的呈现形式有所不同，不一定是批件的形式，但仍需阐述整

个伦理审批的过程，并提交相应的证明性文件。

关于临床试验报告，需要提交完整的数据分析及结论，且不能对数据进行筛选。同时也可以提交分中心小结以及统计分析报告作为佐证资料。同样的，需要提交知情同意书样稿。结合最新发布的2021年的第91号文《医疗器械临床试验数据递交要求注册审查指导原则》中提到原始数据库、分析数据库、说明性文件和程序代码的提交要求。该指导原则也明确了，它的提交要求同样适用于境外临床试验数据的提交。所以在进行境外临床试验数据提交的时候，要综合考虑到这四个指导原则相关的要求进行准备，以减少补正问题。

这里也参考《医疗器械临床评价报告的撰写指导原则》，其中提到在第三部分要求写明整个临床评价的路径。可以回顾第二章内容，临床评价路径的第二部分所列出临床试验的三种可选路径。

"注册人可根据申报产品的技术特征、适用范围、已有临床数据等具体情况，选择以上一种/两种评价途径开展临床评价。分为"通过等同器械临床数据进行评价"以及"通过临床试验数据进行分析评价"，后者根据开展区域分为在中国境内、在境外、多区域三种情况。

接受境外临床试验数据的情形非常多样，有时该项境外临床试验数据作为唯一的临床数据进行提交，有时作为同品种资料的一部分。那么，若使用了境外临床试验数据进行分析和评价，则需要进行选择。若选择的是全部在境外开展的临床试验，则要选择在境外开展的临床试验；若是多区域开展的临床试验，同期在中国境内和境外开展的临床试验，则需要选择多区域的临床试验。

通过上述内容，了解了境外临床试验数据提交所需资料，下面来了解境外临床试验数据提交可能会出现的几种情况。

2. 境外临床试验数据的提交情况　通过上一节的讲解，临床评价路径大致分为在同品种路径下使用和临床试验路径下使用。部分产品，例如以在美国或者欧盟开展的临床试验作为主体的或者唯一的临床证据进行提交的。则需要按照"在境外开展的临床试验"进行临床评价路径的勾选。在同品种临床评价的路径下还有一种情况是作为临床数据的一部分，在这里又分为两种情况。一种是作为差异项的验证资料去证明申报产品和同品种之间的差异，没有产生不利的影响。这时候的境外临床试验数据可能是来自申报产品已有的临床试验数据、已有的境外临床试验数据直接来作为差异性的论证。

还有一种情况是，申报产品未做过临床试验，但是因为通过非临床动物实验以及已有的临床数据论证后仍然有问题没有解决，这个时候还需要针对差异设计临床试验。那么针对差异设计补充临床试验可以作为同品种临床试验数据的一部分进行相应的提交。这种情况下，也可以在境外开展临床试验。这一部分境外开展的差异性补充临床试验数据可以作为同品种路径下临床证据的一部分进行使用。第二种情形就是在申报产品和同品种器械等同性已经确立后，直接使用同品种的境外临床试验数据作为同品种路径下的临床数据进行使用。无论是哪一种情形，我们都需要符合《接受医疗器械境外临床试验数据技术指导原则》的三大原则。下面我们将进一步了阐述，不同的路径下接受的基本要求都有哪些。

3. 境外临床试验数据的接受要求

理想资料：符合中国注册相关要求，数据科学、完整、充分。

常见情况：符合三项基本原则，根据中国注册相关技术要求还需补充临床试验/其他的临床数据。

（1）补充临床试验可在中国境内或境外开展。

（2）补充试验数据与原境外试验数据综合评价。

最理想的情况下是境外开展的临床试验，无论是申报产品，还是前代产品，亦或是同品种器械，均能够直接符合中国注册的相关要求，数据做到科学完整、充分可靠、真实可追溯。当然这只是一种理想情况，并非完全适用于所有的境外临床试验。所以，更为常见的情况是，尽管这些临床试验数据符合伦理、依法和科学的基本原则，但是根据我国注册相关的技术要求，仍需补充临床试验或补充其他的临床数据。

这主要常见于在对已有的临床数据进行收集、评估和分析之后，发现仍存在有待解决的剩余问题。即便如此，也应当先对现有的数据进行收集、评估和分析，先去完成前半部分的临床评价，找出需要解决的剩余问题，然后再选择补充临床试验生成新的临床数据，并将其加入临床评价过程中。针对需要补充临床试验的情况，包含以下两种情形：一种是把补充的临床试验在中国境内开展；一种是在中国境外开展。无论是在境内开展还是在境外开展，都可以与原有的境外临床试验数据结合起来进行综合评价。所以，在进行同品种临床评价的时候，分析出同品种产品和申报产品有差异，并不意味着一定要立刻开展临床试验。

当我们分析需要生成额外或者新的临床数据时，首先看是否需要扩大数据收集的范围，这包括了扩大检索或者是增加同品种器械，然后再去考虑是否需要开展补充临床试验。

境外临床数据的综合评价。补充后的临床试验需要与原有境外临床试验数据进行综合评价。包含两种情形。第一种情形是需要补充病例或者补充观察重点的研究。这种情况是指可以将原有的境外临床试验数据的病例数据和补充开展的境外或境内的临床试验数据进行合并统计分析。但是在这种情况下，需要充分考虑人群的差异以及方案设计是否有差异。在临床试验同质性较高的情况下，才能够进行合并统计分析，得出相应的结论。如果临床试验的同质性不高，异质性较大，就不能进行合并统计分析，只能够进入第二种情形，即合并试验的结论。这种情形多见于补充适应证的情况。比如，在境外的临床试验开展的是关于 A 适应证，但是在中国要申请的是 A 加 B 适应证，那么需要开展一个补充临床试验，可以是境内，也可以是境外针对 B 适应证的补充临床试验。最后将 A 适应证实验结论和 B 适应证的实验结论进行合并，得出合并后的实验结论。所以境外临床试验数据和补充已有数据和补充数据的综合评价，会根据产品以及数据和临床试验设计的不同情况，采用不同的合并分析的方法。

4. 境内或境外国际多中心临床试验　应阐明境内承担的病例数的分配依据，以便进一步评价是否符合中国注册相关要求。

（1）应由申请人解释试验设计时的分配考量及分配理由，是否有最小入组和最多入组。

（2）境内外差异对产品的影响、产品作用于人体的程度多样化导致试验设计不同。

（3）用于中国境内/亚裔人群是否需要单独临床统计学意义（亚组分析），分组时是否需要考量。

常见的境内或者境外国际多中心的临床试验，需要重点关注病例数的分配，需要结合临床试验的目的以及临床试验的指标来阐明我国境内承担的病例数的分配依据，通过分配依据的分析和判断进一步评价临床试验是否符合中国注册相关的要求。所以需要解释临床试验设计时病例数分配的考量以及分配的理由，阐明是否有最小的或者最多的入组境内外的差异对产品的影响，产品作用于人体程度的多样化有可能会导致试验设计的不同。同时，需要对产品分配依据进行相应的阐述。如果有进行亚组分析的需要，还需要阐明中国境内人群或者亚裔人群是否需要满足单独临床统计学的意义。这些因素在分组时都需要进行相应考量。

5. 列入《需进行临床试验审批的第三类医疗器械目录》的医疗器械　局通告 2020 年第 61 号发布的《需进行临床试验审批的第三类医疗器械目录（2020 年修订版）》删除对于列入目录中的医疗器械"应当在中国境内进行临床试验"语句。列入目录中的产品可接受符合中国注册要求的境外临床试验数据，若此类产品涉及在中国境内开展临床试验，或设计为包含中国境内医疗机构的多中心临床试验，应按目录要求进行临床试验审批。"

对于列入《需进行临床试验审批的第三类医疗器械目录》内的六大类产品，是否也能够接受境外临床试验数据呢？通过新发布的修订版目录可以看到，已删除在 2014 年版中列出的"应当在中国境内进行临床试验"这样的语句。这也就意味着，列入目录中的产品也是可以接受符合中国注册要求的境外临床试验数据的。但是，如果这些产品涉及在中国境内开展的临床试验，比如说它的临床试验是全部在中国境内开展，或者它是一个多区域的临床试验，涉及了在中国境内的医疗机构。那么也需要按照目录的要求进行临床试验的审批。

所以，进入此目录的产品，有机会通过境外临床试验数据不再开展在中国的临床试验。但是，如果涉及中国医疗机构参与到临床试验中，也依然需要按照中国法规的要求进行临床试验的审批。

五、接受境外临床试验资料时的考虑因素及技术要求

1. 考虑因素　在评价临床试验数据是否符合中国注册要求时，关注点有哪些？首先看一下考虑因素。考虑因素主要包括三个层次：技术水平要求的差异、受试人群的差异、临床试验条件的差异。

（1）技术审评要求的差异　可能符合试验开展所在国的技术审评要求，但不一定完全符合中国审评要求。——并非在接受数据的科学原则上有差异，可能与临床试验目的不同有关。

在境外开展的临床试验符合试验开展所在国的技术审批要求，但是不一定完全能够符合我们国家的相关审批要求。所以如果与我国注册审批要求之间存在差异，需要进一步分析具体情形。大多数情况下并非因为我国在接受数据科学原则上有差异，而是可能与临床目的不同有关。例如，某样申报产品在国外已经开展过非常严谨的临床前研究，包括动物实验、台架试验等，也有了非常完整的验证过的前代产品。申报产品跟前代产品相比，只是进行了一部分的改进。国外在开展临床试验的时候，只是针对改进部分设计了临床试验，然而对于国外来说，前代产品已上市，但是对于中国而言，前代产品并没有上市。那么申报产品的所有功能对于我们来讲都是全新的，所以只针对前代和申报产品之间差异设计的临床试验，只能证明差异部分。对于在我们国家的申请要求就是不足的。在这种情况下，因临床试验的目的不同而导致了接受要求存在差异。

还有一种情况，临床试验的实施与已发布的产品技术指导原则有差异。例如：申报产品的指导原则中规定了临床试验如何进行，需要考虑该指导原则发布时的背景要求，申请人应考虑有关要求，存在不一致时，并非完全不能接受，分析差异的原因，应提供充分、合理的理由和（或）依据（是否与产品设计有关），确认差异不对评价的准则带来影响，确认是否能通过临床文献、临床经验、临床试验数据（含跟踪随访）论证差异不会对临床使用安全有效性产生不利影响。

（2）受试人群的差异　"由于医疗器械作用于人体的机制、接触人体的方式和时间、预期产生的临床应用等各不相同，因此部分器械用于不同人群的安全性影响和干预程度不同。申请人应确认所研究的人群数据可外推至中国使用人群。"医疗器械作用于人体的机制，接触人体的方式和时间以及预期产生的临床应用各不相同。所以医疗器械用于不同人群的安全性影响和干预程度也是不同的。在使用境外临床试验数据的时候，需要充分考虑和确认所研究人群的数据是否能够外推到我们国家的使用人群，在影响不显著的情况下，这些数据是可以外推的。或者反过来说，如果数据确认是可以外推的，也就意味着受试人群的差异影响不显著。

受试人群的差异对于临床试验产生的影响因素主要包括内在因素和外在因素两方面。内在因素主要是指基于人类遗传学特征或者人口学特征的影响因素。包括人种、种族、年龄、性别以及个体差异等方面。外在因素更多地是基于社会环境、资源环境以及文化的因素。主要包括 12 个方面，从饮食习惯到宗教信仰暴露的环境，吸烟饮酒疾病发生率罕见或是地域性的共病肥胖治疗理念、社会经济的情况、教育程度以及医疗依从性等。有一些因素是同时基于内在和外在因素而产生的，比如说种族差异，这些因

素之间存在相互关联的情况。

🔗 知识链接

人群差异与人种差异

人种差异只是人群差异中的一种因素，人种差异并不代表人群的差异。而在整个数据接受因素的分析中，更为关注的是人群差异，因为对于绝大部分的医疗器械而言是不存在人种差异的。所以不需要去额外证明没有人种差异。如果有证据表明有人种差异，或器械工作原理或设计与人种相关时，才需要对这个问题进行阐述。没有证据表明有人种差异的时候，也无须额外找特殊证据证明没有人种差异。所以在这个过程中，更需要去关注的是那些可能影响人群差异的影响因素，比如年龄、疾病的阶段、病程和严重程度以及治疗理念等。这是人群差异和人种差异之间的关系。

人种差异只是人群差异的一种情况。另外两个比较容易混淆的概念就是个体差异和人种差异。一些情况下因为境内和境外人群的特征、诊疗规范的不同导致了一些差异。而这些差异只是个体差异。比如对于血液净化类的产品，可能因为在北欧人群中使用时，因为北欧人体型较大，血管较粗，所以血液净化流速通常比国内快。这种差异我们不能把它归为人种差异，因为在我们国家使用的时候，也有体型比较大的人，也可以使用相对较快的流速。同样的在北欧也有体型较小的人。在这种情况下，这种差异是因为体型差异所导致的，应该归为个体差异，而不能归为人种差异。

（3）临床试验条件的差异   需考虑与中国试验条件的差异对试验数据及中国预期使用人群的相关性产生的影响。实验条件的差异主要包括医疗环境、医疗设施、研究者能力、诊疗理念或者诊疗准则的差异等。因为不同国家诊疗理念或标准的不同，有可能境外的临床操作方法不符合我们国家的相关临床操作指南。也可能因为医疗设施和研究者的水平存在差异，这些差异均会对试验数据产生影响。比如，对于操作性能要求比较高的一些器械，研究者的使用能力可能会对试验结论产生明显的影响，也会带来学习曲线的差异。有的情况下，因为一部分临床诊疗指南在国内外存在差别，可能会带来对于某种疗法或者某种器械的推荐级别不同。还有的情况下，比如某个产品在国外对于患者的生活质量的提高是其首要的治疗目标，但是在国内，生存时间可能是它的首要目标，而因为首要目标的不同，可能导致临床试验设计或者研究目的产生差异。这时需要充分考虑不同的研究目的，临床试验数据的可接受度以及所带来的影响。此外，还有医疗环境所带来的差异。例如，美国有的产品可以同时在医疗机构以及家庭使用，因为美国社区医生和家庭医生相对普遍。但是这个产品在我们国家只能用于医疗机构。所以在进行数据分析的时候，需要充分考虑医疗环境、医疗设施、研究者的操作水平以及诊疗理念和准则之间的相关差异。临床试验必须能够证明我们的目标器械是在正常使用条件下的安全有效性。而正常使用条件需要结合到我们国家实际的国情及实际的诊疗现状进行综合考量。

2. 考虑因素的判定   在进行境外临床试验数据影响因素的判定时，首先要承认这些影响因素一定是客观存在的，有可能是单一存在，也有可能是多项共存。所有的存在因素或多或少都会对临床试验结果产生影响。但这并不意味着所有因素都会对临床试验结果产生影响。所以对于各个因素是否会影响试验数据的可接受性以及影响程度，需要结合申报产品的特性以及临床试验目的与临床试验设计进行综合考量。

在上述提到的诸多内在因素和外在因素中，大部分不会产生显著的临床意义。对于这些不具有临床意义的影响因素，如果已经达成共识，则不需要做额外的证明。还有少部分影响因素，难以判定是否具有临床意义，则需要采用降低或者消除差异所带来影响的一些方法。例如，可以进行亚裔人群或者是中国人群的亚组设计，或者是对已有的数据进行亚组分析。

还有一些极少数的情况是影响因素确认有显著的临床意义，在有临床意义的情况下，就需要采取降低或者消除各项差异所带来影响的相关方法，并进行相应的阐明。这时有两种选择：一种是进行亚裔人群或者是中国人群进行亚组设计，或者是对已有的人群数据进行亚组分析；还有一种情形是需要在中国境内补充临床试验，明确在正常使用条件下，是否在中国人群中也能够达到预期性能。

以上讲解了在接受境外临床试验资料时的考虑因素以及相关的技术要求。要综合考虑技术审评要求的差异、受试人群的差异以及临床试验条件的差异。在判定这些影响因素时要考虑三种不同的情形。在分析这些影响因素时，要考虑分析这些影响因素的目的是什么，最终的目的是判断境外临床试验受试人群的数据能否外推到在中国的预期使用人群。所以这时还需结合申报器械的特性，包括临床试验目的以及设计进行综合分析。同时还需考虑医疗器械发展的现状、临床使用的经验以及对于相关疾病和诊疗方法的认知，以综合判断这些影响是否具有临床意义。随着数据的不断积累和临床经验不断地增加，对临床意义的影响也是一个动态调整的过程。

示例：脉搏取氧设备的工作原理涉及光信号与组织的相互作用，所以人种间皮肤黑色素沉淀的差异对于光信号产生的影响具有临床意义，也就是符合对于影响因素判定的第三种情况，有确定的临床意义的影响。那么此时判定就是有人种差异，需要提取或补充亚裔或者中国人群的数据。

✎ 知识链接

使用境外临床试验数据的产品，临床评价报告如何撰写？

可以参考《医疗器械注册申报临床评价报告技术指导原则》的要求，首先进行产品描述和研发背景的论述，包含八个方面，同时也需要论述临床评价范围、临床评价路径。与同品种临床评价报告不同的是，如果是以境外临床试验数据作为唯一的临床试验数据资料，那在第四部分可以选择通过临床试验数据分析评价进行这个章节的阐述。在进行这个章节的阐述时，可以同时参考《接受医疗器械境外临床试验数据技术指导原则》的相关要求，论证境外的临床数据是否符合三大基本原则，同时分析境外临床试验数据的概况。可以结合技术审评要求差异、受试人群差异、临床试验条件差异进行分析，也可以结合最新的《医疗器械临床评价技术指导原则》和报告撰写指导原则的要求来提交相应的支持性资料。

通过本章描述，可以看出各项指导原则之间并不是孤立存在的。在使用的过程中需要结合《决策是否开展医疗器械临床试验技术指导原则》，判断产品是否需要用到境外临床试验数据。如果需要用境外临床试验数据，则参考《接受医疗器械境外临床试验数据技术指导原则》的相关要求。同时在撰写的过程中也需要参考《临床评价技术指导原则》以及《医疗器械注册申报临床评价报告技术指导原则》。在整个临床试验实施的过程中，还需要参考 GCP 的要求以及《医疗器械临床试验设计指导原则》。同时在数据提交时还应结合最新发布的《医疗器械临床试验数据递交要求注册审查指导原则》相关要求，注册审查相关技术指导原则。

第六节　临床评价常见问题

问题一：人种差异对器械临床试验影响大吗？无差异应该提交怎样的证明资料？

答：关于受试人群的差异包含了内在因素和外在因素。内在因素中，人种差异只是其中之一。而且由于大多数医疗器械不存在人种差异，所以在没有证据表明产品具有人种差异时，不需要额外证明无差异。但若存在差异，则需要进行人种差异的相应论证。

问题二：境外临床试验若选用未在中国上市的产品作为对照产品，是否接受？

答：如果对照产品没有在中国境内上市，意味着它在中国人群使用的安全有效性是没有经过评价的，作为对照没有办法证明申报产品的安全有效性。所以在临床试验设计与实施的过程中，对照产品一定要选用与临床试验设计适用范围一致的已获得 NMPA 注册证的医疗器械。

问题三：境外临床试验数据是否必须为申报产品自身数据？

答：除同品种数据情况外，若申报产品使用其他产品临床试验数据，例如同厂家的同系列/同家族产品的临床试验数据，可以通过充分阐述和证明试验产品对于申报产品的代表性后，予以接受。

解释：当采用同品种路径进行申报时，申报产品自身的数据和同品种产品数据都可以使用。当采用申报产品和境外前代产品的数据进行相应论述时，这时既可以使用申报产品的数据，也可以使用同厂家的同系列或者同家族产品的临床试验数据。但是使用这些数据的前提，就是必须要通过充分的阐述，证明试验产品对申报产品具有代表性。只有当论证这两样产品之间具有代表性之后，同系列或者同家族产品的临床试验数据才能够被外推至申报产品。

举例说明：A 产品和 B 产品在国外进行申报时，A 产品具有临床试验数据，B 产品没有临床试验数据。那么在中国对 B 产品进行申报时，按照我国法规，A 产品和 B 产品实际上可以划归为同一个注册单元，它可能是同一个注册单元里面的不同型号。这时如果我们能够论证 A 对 B 具有代表性，就可以用 A 的临床试验数据作为 B 的临床试验数据代表进行相应的使用。还有一种情况，A 经过改进生成了 A＋。在中国直接申报 A＋产品，而 A 产品在境内外均有临床试验数据。在国内申报 A＋时，如果能够论证 A 对于 A＋的代表性，依然也可以使用 A 的临床试验数据作为 A＋的整个临床数据证据之一进行相应的使用。

在这里，对应的知识点其实是关于前代产品必须要满足的条件：①必须是同一注册申请人；②适用范围相同；③生物学特性和技术特征相似。在这个基础上我们才能够去判定它们之间存在代表性。因此，前代产品并不是完全由企业自己定义的，而是在符合上述要求的基础上才能判断其是否有代表性及其数据是否能够论证用于申报产品安全性。

问题四：申报产品的适用范围描述不同是否代表适用范围不同？

答：申报产品与对比器械适用范围的差异可能导致但并非均会导致适用范围的不同。如申报产品与对比器械虽具有不同的适应证，但对于产品的使用，不同的适应证之间具有同质性，可认为二者具有相同的适用范围。

解释：例如，强脉冲光治疗仪，其适用范围往往对应着比较广泛的一个适应证。对于一类产品，其适应证描述不同时，应该进一步判定它是否影响适用范围。如果仅仅是适应证的不同描述或者对应着不同的适应证，但是不同的适应证之间是具有同质性的。那我们依然可以认为这两个产品之间具有相同的适用范围。接下来就可以去进一步判断其是否能够满足等同医疗器械的判定要求。

问题五：只要在免于评价目录里的医疗器械，就可以什么都不写了吗？

答：不是的。列入了免于临床评价目录的产品也需要进行两个对比。第一个对比是跟目录产品进行对比，第二个对比是跟中国境内已上市的产品去对比。免于临床评价并不代表免资料，依旧需要根据指导原则进行描述。表 4－1 为临床评价过程中为便于对申报产品与境内注册产品的对比项目。

解释：在这里延伸出了一些问题，免于临床评价路径的产品需要提交差异性分析报告吗？需要提交对比产品的说明书和技术要求吗？是否还需要提交其他的一些资料说明？申报产品跟目录中已获准境内注册产品有对比表。从表中可以看到，跟 2014 年的要求相比，增加了关于分析研究资料的概述。所以，对于所有对比项目的信息来源，目前列在支持性资料一栏。对于差异性的分析，就列入分析研究资料概述这一列，以论证差异对于产品的安全有效性是否带来了相应的影响。

表 4－1 申报产品与已获境内注册产品的对比表

对比项目	目录中已获准境内注册医疗器械	申报产品	差异性	支持性资料概述	分析研究资料概述
基本原理（工作原理/作用机制）					
结构组成					
产品制造材料或与人体接触部分的制造材料					
性能要求					
灭菌/消毒方式					
适用范围					
使用方法					
……					

问题六：对于一个三类植入产品，如果国内无此类产品，但国外有该类产品，且有大量临床文献，能否通过境外的临床文献数据进行同品种临床评价及注册？

答：不可以。

解释：同品种临床评价的一个大前提就是必须要找到一个在境内上市的可以对比的产品。找到对比器械，我们还需进行三大特征的等同性论证，从而判断是否能够满足等同器械的要求或者可比器械的要求。无论怎样，大前提就是要走同品种临床评价，必须找到取得 NMPA 注册证的等同器械，不能单独通过仅在境外上市产品的临床文献进行相应的临床评价。

目标检测

答案解析

一、选择题

1. 通过临床试验开展临床评价的，临床评价资料不包括（ ）。
   - A. 临床试验方案
   - B. 临床试验合同
   - C. 伦理委员会批件
   - D. 临床试验报告

2. 受试人群的差异对临床试验数据可能产生影响的因素不包括（ ）。
   - A. 外貌
   - B. 年龄
   - C. 性别
   - D. 种族

3. 下列有关临床试验描述错误的是（ ）。
   - A. 临床试验是为评价医疗器械的安全性、临床性能和（或）有效性
   - B. 临床试验可以在一例或多例受试者中开展
   - C. 临床试验可以多区域开展
   - D. 开展临床试验前必须获得国家药品监督管理部门批准

4. 医疗器械临床评价是指申请人或者备案人对产品是否满足使用要求或者适用范围进行确认的过程，其中不包括（　　）。

A. 临床试验　　　　　　　B. 注册检验　　　　　　　C. 文献资料　　　　　　　D. 经验数据

5. 临床试验报告应该包含各分中心的临床试验（　　）。

A. 报告　　　　　　　　　B. 资料　　　　　　　　　C. 小结　　　　　　　　　D. 电子文档

二、思考题

1. 请以一无源医疗器械为例，结合《医疗器械临床评价技术指导原则》，描述应对比哪些项目。

2. "高风险医疗器械一定需要进行临床试验，而不能选用同品种临床评价的路径。"请问这句话是否合适？给出理由。

3. 什么是新型医疗器械？其适用的临床评价路径是什么？

书网融合……

本章小结

第五章　临床评价关注要点

第一节　概　述

在临床评价的过程中，有诸多因素需要加以考虑，对于临床试验而言，需基于申报产品的适用范围、设计特征以及其非临床的研究结果来开展临床试验设计。因为只有科学设计的临床试验方案，最终得到的临床试验的结果才更加可靠，用以支持申报产品适用范围和说明书中的临床使用信息。同时，在临床试验设计过程中，还需考虑国内外同类产品以及相关诊疗方法的临床数据，国内外诊疗规范和共识相关的内容，以确定临床试验需要解决的问题。在临床试验实施过程中，要确保临床试验方案合理实施，对最终实施完成的临床试验的结果进行合理分析，明确其是否能够支持产品的临床使用。

在同品种临床评价的过程中，需基于申报产品的适用范围和设计特征选择合适的同品种器械，并且等同器械与可比器械都需要进行相应的对比。对于等同器械，我们更是要展开适用范围、技术特征和生物学特性的全方面的对比，分析其中的相同性和差异性。如果二者相同，那么可以使用同品种器械的临床数据论证和外推，证明申报产品的安全有效，关注已知风险是否得到合理的控制。如果二者之间存在差异，还需进一步通过对比测试、离体研究、动物实验等非临床研究，证明申报产品的安全有效性，同时也需要分析是否需要额外的临床数据。如果需要额外的临床数据，首先考虑是否需要扩大文献检索，是否需要增加同品种器械。如果以上措施均无法解决差异项，再考虑是否需要开展新的临床试验以生成新的临床数据。

对于同品种临床评价，还需要关注的是数据的获取和分析，数据是临床证据的核心，高效且精准的数据分析能够帮助申请人选取更为合适的临床评价路径，开展临床评价。本章选取临床评价中主要关注点——等同性论证以及同品种临床评价分析进行讲解。

第二节　同品种临床评价中的等同性论证

医疗器械临床评价的同品种论证可以参考《医疗器械临床评价等同性论证技术指导原则》。该指导原则源自 IMDRF 相关的协调文件，根据我国医疗器械产业的实际需求以及临床评价报告撰写的需要提出了相应的要求。明确了同品种临床评价的过程中等同性论证的相关要求。

指导原则一共包含六部分内容：前言、适用范围、产品描述和研发背景、对比器械的选择、等同论证的基本要求、临床评价报告中等同性论证相关内容的编写。

一、等同性论证的定义和必要性

1. 等同性论证的定义 "等同性论证是指将适用范围相同的申报产品与对比器械在技术特征和生物学特性方面进行比对，证明二者基本等同的过程。"

在前言部分，等同性论证指导原则明确了其适用范围，即适用于那些满足等同性判定标准的产品。这意味着，只有被认定为等同器械的产品，在进行等同性论证时，才需要遵循这些指导原则。因此，我们可以将等同性论证定义为一个过程，在这个过程中，将申报产品与对比器械在技术特性和生物学特性上进行详细比对，以证明两者在本质上是基本等同的。

为何这里只提到对技术特征和生物学特性进行比对？那是因为有一个大前提，即已经判定二者的适用范围是相同的。所以等同性论证是一个过程，在未进行等同性论证之前，所选择的器械称为对比器械。对比器械是基于期望其能够通过等同性论证之后满足等同性论证的要求而选择的。在进行完等同性论证之后，可能会有两种结果：①符合等同性判定的要求，能够被判定为等同器械；②未通过等同性论证，此时需要更换对比器械。

2. 等同性论证的必要性 等同性论证既是判断申报产品与选择的候选对比器械是否等同的过程，同时也是判断所选择的对比器械是否适合作为对比医疗器械的过程。也就是说，在前期选择的时候只是将其当作一个候选器械。如果在判定的过程中发现其不适宜作为对比器械，这个时候需要增加或者是替换其他产品再次进行等同性论证。当然也可以选择其他的评价路径，比如临床试验路径。下面将具体阐述等同性论证的流程。

二、等同性论证的流程

1. 选择对比器械 首先，结合产品的研发背景、适用范围、结构组成、工作原理等基本信息，选择适合的对比器械。这通常包括在 NMPA 网站上查找同类产品的注册信息，利用医疗器械大数据网站进行关键词搜索，或通过市场调研来收集候选对比器械。

2. 判断适用范围 接下来，判断对比器械与申报产品的适用范围是否相同。如果适用范围不同，可以直接定论，对比器械不能证明申报产品的等同性，需更换对比器械。

3. 技术特征与生物学特性比对 若适用范围相同，进一步比较申报产品和对比器械的技术特征与生物学特性。如果两者在这些方面相同，则可以将对比器械论证为等同器械，并使用其临床数据进行临床评价。

4. 差异性评价 如果在技术特征和生物学特性上存在差异，需要进一步评价这些差异是否有科学证据支持，以及是否影响产品的安全有效性。如果差异可能引起安全有效性问题，需更换或增加对比器械。

5. 安全有效性综合判断 如果经过论证，差异不影响安全有效性，即使存在技术特征和生物学特性的差异，产品仍可被判定为等同器械。然而，如果差异导致安全有效性不一致，特别是申报器械安全性有效性劣于等同器械的情况，产品可能不能作为等同器械，不能完成等同性论证过程。

图 5-1 总结了等同性论证的流程，通过流程图逐步分析产品的适用范围、技术特征、生物学特性，以及安全有效性问题，以决定产品是否可以作为等同器械，并开展后续的等同性论证和临床评价。

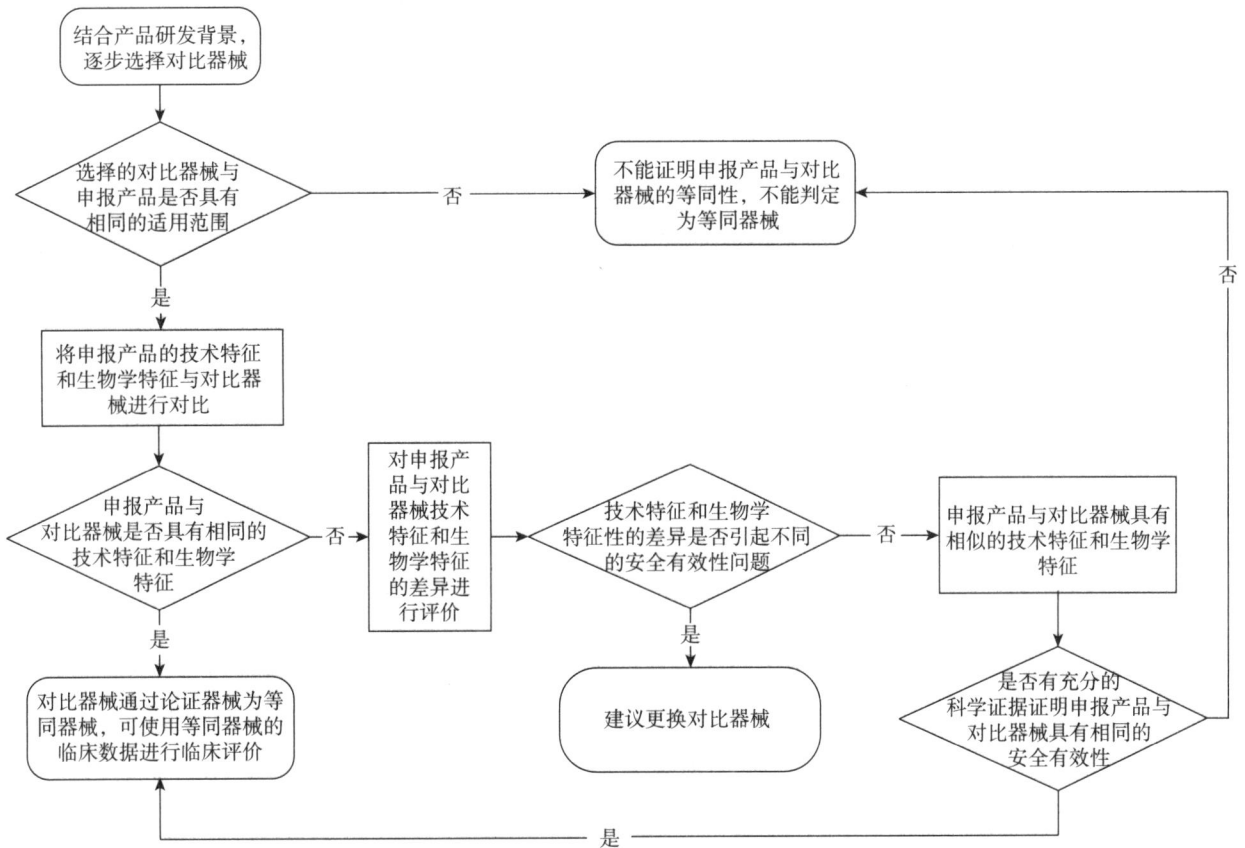

图 5 – 1　等同性论证的流程

三、等同器械的论证

1. 等同器械的要求　等同器械的确定，前提是与申报产品具有相同的适用范围。对于技术特征和生物学特性，依据刚才的流程图的判定，可知存在两种情况，一种是相同，一种是相似。但是等同器械的选择还有一个大前提：必须是已在境内获准注册上市的产品。如果选择的是未在中国境内上市的产品，则不符合等同器械的判定要求。

2. 等同器械的对比项目　当判定了该器械为等同器械之后，具体需要对比的项目包括适用范围、技术特征和生物学特性。在对比技术特征和生物学特性时若存在差异，需要提交充分的科学证据来证明二者具有相同的安全有效性，从而论证等同性的成立。

等同器械的临床数据有何作用？

在临床评价报告中，对于等同器械的描述为：与申报产品在适用范围、技术特征和生物学特性方面基本等同的医疗器械。也就意味着，如果在前面判定了对比器械可以成为等同器械，那等同器械的临床数据是可以外推至申报产品的，可以通过等同器械的临床证据证明申报产品的安全有效性。具体的数据的收集与分析，也遵循我们临床评价技术指导原则的三阶段。

对比器械的选择，或等同器械的选择是越多越好还是越少越好？

在适宜的情形下，尽量选择一个对比器械，用以简化和促进等同性论证的过程。如果对比器械选择较多，论证会复杂，出现差异的情形也会增加。在可能的情况下尽量选择最为相似的产品作为对比器械。如果一个对比器械不能够论证产品的等同性，必须选择多个对比器械，也要选择多个之中最为相似的作为主对比器械，尽可能地减少对比器械的数量。当我们选择多个对比器械时，需要说明选择多个的理由，并且将多个对比器械分别与申报产品进行充分的对比，论证多个对比器械的数据可以共同用于申报产品的安全有效性。当然，这里提到的多个对比器械可以是多个等同器械，也可以是一个等同器械加多个可比器械。

对比器械优先选择哪些类型？

指导原则中明确给出了建议，鼓励注册申请人在可行的前提下，优先选用本企业改进前的产品，也就是前代产品或同系列的产品作为对比器械。因为从整个医疗器械全生命周期管理的角度，产品获得上市批准后积累的临床经验数据非常重要。通过这些临床使用的经验数据，可以进一步确认产品的有效性。同时，由于是本企业产品，申请人也可以充分识别申报产品与对比器械的差异项与风险，分析产品需要改进的重点，可以更为安全有效地对产品进行改进，从而研发出下一代的医疗器械。所以新一代的医疗器械出现时，在有条件的情况下要优先选择前代产品作为对比器械，开展同品种临床评价。

第三节　医疗器械同品种 CER 定性分析及定量分析

在医疗器械的临床评价过程中，确立清晰的临床证据需求是数据分析的前提。再次回顾临床评价的定义，可以看到，无论是《医疗器械临床评价技术指导原则》还是《医疗器械注册申报临床评价报告技术指导原则》，对临床评价的定义均为：采用科学合理的方法对临床评价进行评价分析，以确认医疗器械在其适用范围下的安全性、临床性能和（或）有效性的持续进行的活动。

在实际操作中，临床评价报告的编制往往依赖于前代产品的临床试验数据、临床文献以及临床经验的综合分析。一份优秀的临床评价报告，其共同特征在于对这些临床数据进行深入的评价和分析，进而形成有力的临床证据。

临床证据的目的是论证申报产品的安全性、临床性能和（或）有效性。这可以通过以下几种方式实现。

1. 直接论证　利用申报产品自身的临床试验数据直接支持其安全性和有效性。

2. 等同性论证　在确认产品与已上市同类产品具有相同的技术特征、生物学特性和适用范围的基础上，推断申报产品具有相似的安全性和有效性。

3. 差异性分析　对于与已上市产品存在差异的情况，进行详细的差异性分析，并补充相应的证据，这些证据可能包括额外的临床数据、非临床研究结果，或是其他形式的科学验证。

在编制临床评价报告时，通常会综合收集以下几类数据。

（1）临床试验数据　直接来源于申报产品或对比器械的临床研究。

（2）临床文献　来自已发表的科学文献，提供与申报产品和（或）对比器械相关的安全性和有效性信息。

（3）临床经验数据　基于对比器械上市后的不良事件与临床风险相关的纠正措施、销量等信息。

良好的临床评价报告应当基于这些数据进行综合分析，以确保对申报产品的安全性、临床性能和有效性做出全面和准确的评价。通过这种方法，我们可以为医疗器械的注册申报提供坚实的科学基础，保障患者使用产品的安全性和有效性。

一、提出临床证据的需求

在医疗器械的临床评价中，确实需要基于对临床证据的需求来开展工作。临床证据的构建始于对数据的全面收集，这包括临床文献、临床经验及临床试验数据，然而，收集到的数据并不能直接作为证据使用，它们必须经过严格的质量评估、适宜性分析和贡献度评价，才能转化为有力的临床证据。

以临床试验为例，获取的临床试验数据需要经过细致的分析，才能得出有意义的结论。例如，通过数据分析，我们可以确定试验结果是否通过了特定的统计检验，是否达到了证明有效性的标准，或者是否满足了等效性的要求。在单组设计中，数据可能仅证实了产品性能超过了某个公认的基本临床标准。未经分析的数据本身是没有说服力的，不能作为任何结论的依据。

临床评价主要分为两种路径：同品种临床评价和临床试验。这两种路径在数据分析方面有着显著的差异，它们各自对应的数据类型、格式和分析方法都有所不同，这也是两种路径根本区别的体现。

以下是一个关于髋关节功能评价的数据分析示例，其中包含了原始数据量表、Harris 评分等指标，这些数据和技术成功指标一起，用于综合评价产品使用效果。

【髋关节功能数据分析示例】

在本次临床评价中，特别关注了髋关节置换术后的功能恢复情况。为此，收集并分析了以下关键数据（表 5 - 1）。

表 5 - 1　原始数据进行统计描述 & 统计分析

编号	年龄/岁	身高/cm	体重/kg	性别	Harris 得分	技术成功
001	55	155	66	2	17	1
002	58	187	78	1	16	1
003	69	165	89	1	13	1
004	89	170	98	2	21	1
005	76	178	67	2	22	1
006	77	169	54	1	20	2
…	…	…	…	…	…	…
754	89	186	56	2	19	1
合计	66.9 ± 12.1	170.1 ± 23.3	70.1 ± 13.5	1：73.5%（554/754）2：26.5%（200/754）	19.1 ± 3.5	93.1%

1. 原始数据量表　记录了患者术前和术后的一系列生理和心理状态指标，为功能评价提供了基础数据。

2. Harris 评分　这是一种广泛认可的评分系统，用于评估髋关节的功能状态。评分结果反映了患者术后的疼痛程度、功能限制和生活质量的改善。

3. 技术成功　评估手术技术执行的准确性和效果，包括假体的正确定位、手术过程中的技术操作等。

在医疗器械的临床评价过程中，原始数据的收集是构建临床证据的基础。原始数据指的是直接从每个受试者那里获得的具体信息，这些信息可能记录在病历报告中，也可能来源于其他特殊指标。例如，在本示例中，我们收集了受试者的年龄、身高、体重、性别、评价指标得分。各指标构成了受试者这一单一个体，且每个个体都是不同的，每位受试者都是独特的个体，具有不同的伴随疾病、用药史、主要诊断、影像学结果等。如果我们收集了 754 位患者信息，那么我们就有了 754 个独特的数据集，这就是所谓的原始数据。原始数据是临床试验过程中收集到的数据。实际上，在临床试验报告中或者研究者基于临床试验发表的文章，基本不可能出现原始数据，受文献格式、字数的规定，往往体现为上面所呈现的统计/分析表。

数据分析中的定性、定量分析又是什么？我们继续以上述案例阐述，编号 001～745 的所在行为原始数据，最后一列合计是根据原始数据进行二次加工处理而成的二次数据。数据分析中的定性与定量分析是两种不同的方法，它们帮助我们从不同角度理解数据。

定性分析关注的是对数据的性质和特征的描述。例如，性别（男或女）、疾病状态（是或否）这类数据，它们通常以文字或分类的形式出现。在处理定性数据时，我们可能会将"是"和"否"转换为数值（如 1 和 0），以便于进行统计分析。这种转换后的数据可以用于计算百分比或其他统计度量，从而在报告中以合计的形式呈现。

定量分析则涉及对数值型数据的统计处理。以年龄为例，这是一种定量数据，通常以均数和标准差的形式报告，如（66.9±12.1）岁。这种表达方式适用于数据分布相对对称的情况。然而，当数据分布显著偏斜时，如年龄数据跨越从青少年到老年人的广泛范围，可能就需要使用中位数和四分位数来更准确地描述数据的中心趋势和分散程度。

在实际的数据分析中，我们不仅仅停留在基础的统计描述，还会进行更深入的统计检验，如 t 检验、方差分析、回归分析、Meta 分析等，以探究不同变量之间的关系或差异。这些分析方法为我们提供了更全面的视角，帮助我们从原始数据或二次数据中提取有价值的信息，形成有力的临床证据。

对于原始数据，无论是定性还是定量的原始数据，其实并不是割裂的两部分。原始数据是医疗器械进行同品种临床评价路径的数据来源之一。同品种临床评价报告中合计出的数据，来源于一个一个的原始数据。只不过对于同品种临床评价而言，原始数据不是自己经手采集的，而是通过别人的科学研究、注册研究、注册试验报告出来后，又被检索引用到。有时我们检索到的数据，是经过统计分析的二次数据，我们同样可以针对二次数据进一步统计分析，得出目标器械安全有效性的证据。

同品种的临床评价路径中，很少有完全通过引用或者查找文献就能够完成等同性论证。因为在实际研发和生产医疗器械时，除了借鉴已有产品，或多或少都会存在一些创新的部分。在同品种临床评价中，创新部分其则为差异部分，为论证差异部分，往往需要补充非临床证据，或增加新的可比器械/等同器械，甚至可能还需要补充针对差异部分的临床试验。

所以，提出临床证据的需求，其核心是临床数据，以及临床数据能够为等同性论证提供哪些帮助：①临床数据展现了同品种器械在临床上的实际应用场景，应用的人群特征和范围；②临床数据提供了同品种器械在临床应用时的性能/有效性和（或）安全性结果，在等同性建立的前提下，可以外推至申报产品；③同品种器械的安全性数据可以帮助申报产品识别可能的临床风险，为临床风险应对措施做准备，提供指引和借鉴。假如经过对比已经建立了等同性，那么同品种器械的临床证据，也就是分析得出的临床结果，就可以外推至我们申报的产品。

将整个过程简要描述为：在等同性论证的过程中，提出临床证据的需求。首先要确定临床评价的范围，即医疗器械制造商应从临床角度出发，结合法规、适应证、临床使用等确定临床评价范围；然后针对临床范围内需要的所有临床资料进行获取与评估，最终进行数据的提取和分析。基于整个提取和分析，包括结论、整个分析的过程，最终形成完整的临床评价报告。

二、确定临床评价的范围

确定临床评价范围是医疗器械临床评价过程中的一个关键步骤，尤其是对于由多个组件组成的医疗器械，如髋臼杯。这一步骤的重要性不言而喻，因为它直接关系到评价的深度和广度，以及是否能够全面地论证产品的安全性和有效性。

为什么确定临床评价范围至关重要？对于多组件医疗器械，是否所有部件都需要经过临床评价，是否有法规支持？

根据《医疗器械临床评价技术指导原则》和《医疗器械注册申报临床评价报告技术指导原则》的要求，对于多组件的医疗器械并不是所有的部件都需要进行临床评价。首先，根据《免于临床评价医疗器械》，部分组件可能是免于临床的；相反的，如果产品中存在新材料，或者适用范围跟市面现有产品相比扩大了，同品种临床评价可能还不能够充分论述产品的安全有效性。

因此，对于组成较为复杂的医疗器械，首先需要从三方面确定临床评价的范围，找出适合进行同品种临床评价的部分，提出临床证据的需求并相应开始数据的采集工作。

如何从三方面确定临床评价范围？

1. 相关法规和（或）导则　总体导则为《医疗器械临床评价技术指导原则》《医疗器械注册申报临床评价报告技术指导原则》以及《免于临床评价医疗器械》目录等，个性化导则如《植入式给药装置注册技术审查指导原则》等。

2. 临床意义　不只是在临床上应用的目的或者适用范围，还需要从临床角度评估它的预期用途，可能涉及的安全性能或者有效性指标。例如植入式给药装置，有的产品期望硬度稍高，因为较高的硬度可以保障通胀，即血流量会更大且更通畅，有的产品则期望导管硬度稍低。上述例子旨在表明，不同的产品会有自身的要求以及各性能中的平衡，要在其有效性和安全性中寻求一个平衡。从这一角度深入了解产品的临床意义，可以更有利于后续进行等同器械的选择以及等同性论，有利于后续在为临床评价进行定性选择时，清楚地知道应该评价的指标。

3. 产品特性和生命周期　既包含申报产品，也包括所选的等同器械。需关注产品的技术特征以及器械生命周期（生产/销售/运输/存储/安装/使用/维护/退役/处置）。关于器械的生命周期，如果产品A的注册证已经过期且没有延续注册，那么该产品是否还能作为等同器械呢？实际情况是，如果产品A注册证过期且不是因为安全性的问题导致退市，那么依旧可以作为等同器械使用。在选择等同器械时需要考虑，在进行基础特征对比时，能否通过合法的途径获取产品测试数据。往往对比器械作为竞品，较难通过公开途径获得对比器械充分的技术特征，如技术要求，一般需要对比器械生产企业授权，这种情况下可以通过对比测试获得对比器械相关参数，但前提是必须要能够通过合法路径采购到该产品。所以器械的生命周期也会影响等同器械的选择。临床评价报告是一个持续过程，申报产品的生命周期的不同，比如产品注册状态的变更，是上市后还是其他阶段，均会对整个临床报告有较大的影响。

三、临床资料的获取

临床评价资料，包括临床文献、临床经验数据和临床试验。目前常用的临床文献的数据库，包括PMC/Pubmed、知网/万方、Cochranec、Embase等。临床经验数据，也就是说常见的不良事件和纠正措施，一般情况下会检索国家官网，例如中国NMPA、美国FDA、加拿大卫生部以及骨关节登记数据库等；对于前代产品还可以查找企业数据库。临床试验，取决于是境内还是境外的临床试验，可以通过真实世界数据获取。在获取临床数据时，对于同品种器械以及申报产品，它们的临床文献、临床经验、临床数据均需要查找，每一种数据又分为上市前或者上市后。因此，一共需要获取12种来源的数据，数量可谓非常之多。

（一）临床文献数据的获取分析

临床文献的数据收集，在提交临床评价报告的时候，还需要附上文献检索和筛选的方案以及报告，要求方案中记录检索式。对于检索的数据库，尽可能地查准查全。相关导则中对于选取的数据库并没有强制和严格要求，除常规检索的数据库外，还可以查找已完成但未发表的临床研究，实际操作中该部分很难获得，此外还有真实世界的数据。后续还需对已获取的临床文献及临床试验数据进行定性和定量分析。

在撰写临床评价报告的过程中，文献检索扮演着至关重要的角色，虽然临床评价要求企业收集临床文献、临床经验数据及临床试验数据，但是往往后两种数据不是很充分。一般来说，首先需要确定检索的数据库，然后搜集检索词并制定检索式。

1. 检索式　其来源于检索词以及常用的检索运算符，二者结合组成了检索式。检索词的选择一般根据产品信息确定，如产品名称、厂商名称，还可以考虑将术式、适应证、适用部位、部件名称、材料信息等结合起来，然后组成检索式。常用的检索词运算符是 and、or、not，截词符偶尔也会用到，比如查找 PICC 置管术后感染的文献，感染如果用自由词的话，会有很多表达（infections、Infectious、infective、infectivity、infector），利用截字符就可以把所有跟 infect 相关的词呈现出来。其他还会用到的有邻近符 Near/x，表示 2 个检索词间隔 n 个词以内，例如：Redapt near /3 cup，可检出 Redapt Cementless revision cup，Redapt revision cup 等；通配符如（ $ 、?），用来模糊搜索，当不知道真正字符时，常常使用通配符代替一个或多个真正的字符。

2. 检索过程　需结合实际情况，不同的数据库可以采用不同检索策略，但其逻辑应保持一致，检索的策略需不断修改完善。表 5-2 中给出了不同的数据库推荐使用的检测策略。每个数据库使用的运算符并不完全相同；例如知网和万方支持专业检索，支持检索结果批量导出，无主题词，但不支持词邻近检索。检索完成，进行文献筛选阶段时，可能还需要再次补充检索，或者调整检索策略。检索完成后，需要呈现文献检索和筛选报告。因此在进行检索时，要做好检索记录的保存。

表 5-2　不同数据库的检索策略

中国知网	万方	PubMed PMC (PubMedCentral)	Embase	Cochrane Library	Clinical Trials
逻辑运算符（AND 使用＊，OR 使用＋，NOT 使用－） 默认精确检索 邻近符（/NEAR N） 无截词符 无通配符 无主题词检索	检索技巧与知网基本相同 但不支持邻近检索 ……	逻辑运算符（AND、OR、NOT） 精确检索（' '/""） 不支持邻近符 截词符（＊） 通配符（?） MeSH 主题词检索	逻辑运算符（AND、OR、NOT） 精确检索（' '/""） 邻近符（＊n） 截词符（＊） 通配符（?） Emtree 主题词检索	逻辑运算符（AND、OR、NOT） 精确检索（' '/""） 邻近符（near/n） 截词符（＊） 通配符（?） MeSH 主题词检索	Condition or disease： Intervention/treatment： Outcome Measure： 对应条框输入或勾选内容 无主题词检索 ……

3. 文献检索的步骤

（1）预检索策略制定　首先针对产品特性，精心制定预检索策略，确保其能够全面覆盖相关文献。

（2）初步检索与策略调整　执行预检索后，根据检索结果对策略进行必要的调整和优化，以提高检索的准确性和相关性。

（3）正式检索实施　在策略调整确认后，正式启动文献的正式检索。同时，做好检索方案的记录和报告的保存，建议对检索过程进行截图以备查。

（4）文献筛选与分析　第一轮筛选基于检索结果的标题和摘要，借助专业软件进行初步筛选，以剔除不相关或质量较低的文献；全文获取，对筛选后的文献进行全文下载，以便进行深入分析。

（5）第二轮筛选与数据提取　对第一轮筛选后的文献进行第二轮细致审查，对数据提取和核查，确保所选文献的科学性和可靠性。

（6）形成检索报告 基于检索和筛选的结果，初步形成检索报告，该报告将详细记录检索过程、筛选标准和结果。

（7）分析与评价 利用检索到的文献进行定性与定量分析，总结产品的安全性和有效性，为临床评价报告提供坚实的科学依据。

上面提到的文献需要进行两轮筛选：初筛和复筛。需要注意的是，其筛选原因以及逻辑可能不同。例如，在初筛时可能只查阅文献的摘要部分，根据摘要进行初步的判断，确认其是否是研究类的文献，是否跟产品相关，适应证、研究目的是否吻合，是动物研究还是临床研究。复筛时，需根据初筛结果进行更为精准的查找，并且确定排除标准，对不符合的文献进行排除。

（二）临床经验数据的获取和分析

关于临床经验的获取，需要注意的是临床文献中存在的并发症或不良事件，无论是否与申报器械相关，一般情况下该数据都需纳入。对于临床经验数据，尤其是数据较多的产品，实际上需要一个筛选过程。比如是否与器械相关，作为经验数据，完全与器械无关的部分，也需要纳入临床评价报告中并解释与器械无关；和器械密切相关的部分，还要分析其是否是预期不良事件，如果是，则说明之前已经识别到该风险，如果否，则说明申报产品没有识别该类风险，可能需要对说明书、风险报告或标签进行补充修改。除此之外，还需要判断该事件是否为不良事件。比如部分简单随机的事件，类似患者抱怨以及与疾病症状无关的部分，可以进行排除。对于不良事件，还需要再明确其是否为严重不良事件；严重的不良事件，一般需要进行单独分析。在对事件全部分析完毕后，还需要对事件类型进行分析以及归类。

（三）临床试验数据的获取和分析

临床试验数据的查找目前比较常用的是国家数据库，例如中国临床试验注册申报中心、美国的Clinical trials，但是该数据库中检索出来的资料绝大部分没有详细数据，只有少部分提交临床试验中的部分预实验数据。对于临床试验数据一般可以根据国内外临床试验的研究结果，判断其是否合适，是否需要进行扩充试验。并且可以依据临床评价范围限定干预手段、适用范围等筛选出可用的试验。

（四）临床资料评价常见问题

问题一：做同品种临床评价时如果没有临床评价数据（临床文献、临床经验数据、临床试验数据）该怎么办？

答：这种情况不符合同品种临床评价的基本要求。没有临床评价数据，需要区分是申报产品和对比器械都没有临床证据，还是仅有申报产品没有而对比器械有。若仅申报产品没有临床证据但对比器械有，我们可以选择同品种路径；如果说对比器械和申报产品都没有临床证据，那我们可以尝试使用对比器械同类产品的临床文献作为支持，但该种情况风险极大，需进一步与器械监管部门沟通是否认可使用同类产品临床证据作支持。

问题二：文献检索数据库有要求至少来源于几个数据库吗？

答：没有绝对要求，不过临床评价的要求是要查全查准；按照指导原则里推荐的几大数据库进行检索，基本上它已经涵盖绝大部分文献，可以满足要求。当然，可以在导则推荐的基础上，根据产品的实际情况增加检索数据库，比如中文数据库，可以增加维普；外文数据库，可以增加谷歌学术、Ovid 等。

问题三：临床文献和临床试验资料相重合的时候应该怎么处理？

答：临床文献实际来自临床试验，可能出现临床试验已经完成并提交，并相应地发表了临床文献且可以检索到，在检索时同时获取临床试验数据以及基于数据发表的临床文献，这就是所谓的两者重合问题。一般情况下，可以选取临床试验数据，因为临床试验报道的数据没有经过处理且较为全面。对于基于同一临床试验发表的文献，一般情况下研究者可能对整个临床试验数据做了一定的理解和分析，可能会影响进一步的判断。

问题四：所有临床文献或临床试验重要性一样吗？

答： 重要性不一样。例如在进行同品种临床评价过程中，涉及前代产品的临床试验，如果其本身已经足够完善，可以支撑申报产品的部分评价，那么其重要性就更高，在撰写临床评价报告时，甚至需要以单独的一章对其试验的实施、目的、方法、结论以及评价指标等进行描述。

四、临床资料的评估

1. 证据等级的评估　目前，用于评估临床资料最常用的标准是英国牛津大学循证医学中心证据分级和推荐标准（表5-3）。这一标准在循证医学领域被广泛采纳和应用，为临床决策提供了有力的证据支持。根据这一标准，证据被分为不同的等级和推荐级别。

表5-3　英国牛津大学循证医学中心证据分级和推荐标准（2011年）

问题	1级	2级	3级	4级	5级
疾病或事件的发生率	在疾病或事件发生的当地和即刻进行的随机抽样调查	对与事发地情况有可比性的若干其他情形下进行的抽样调查的系统综述	当地的非随机抽样调查	病例系列	无
诊断或监测的准确性	对采用同一参考标准并应用盲法的若干横断面研究的系统综述	采用同一参考标准并应用盲法的单一横断面	非连续收集的数据或采用非同一参考标准的研究	病例对照研究，或低质量的采用不独立于试验方法的参考标准的研究	基于机制的推论
预后或自然病程	对起始队列研究的系统综述	起始队列研究	队列研究或RCT试验中的对照组	病例系列、病例对照研究，或低质量的前瞻性队列研究	无
干预效果	随机试验或n-of-1试验的系统综述	随机试验（失访>20%）或效果显著的观察性研究	非随机性、对照性队列研究或随访研究	病例系列、病例对照研究，或历史对照研究	基于机制的推论
常见危害	随机试验的系统综述，巢式病例对照研究的系统综述，针对被研究患者的n-of-1试验，或显著效果的观察性研究	单个随机研究，或效果显著的观察性研究	非随机性、对照性队列研究或随访研究（上市后监督），研究样本量应足以判断危害为常见或罕见危害，随访时间应足以确定长期危害	病例系列、病例对照研究，或历史对照研究	基于机制的推论
罕见危害	随机试验或n-of-1试验的系统综述	单个随机研究，或效果显著的观察性研究	/	/	/
疾病筛查	对随机性研究的系统综述	随机研究	非随机性、对照性队列研究或随访研究	病例系列、病例对照，或历史对照研究	基于机制的推论

在循证医学中，干预研究占据着举足轻重的地位，它作为评估产品干预效果的核心方法，广泛应用于临床实践与科研探索中。根据牛津大学循证医学中心的权威分级体系，干预研究的证据等级被分为五个级别，每级都代表着不同的研究质量与可靠性（表5-4）。

表5-4 干预研究的证据等级

等级	描述
1级*	随机试验或单病例试验的系统性综述
2级*	随机试验（失访>20%）或效果显著的观察性研究
3级*	非随机对照的队列或随访研究**
4级*	病例系列、病例对照研究或历史性对照研究**
5级	基于机制的推断

注：**通常系统性综述的证据水平将高于单个的研究。

1级证据：这一顶级证据源自随机试验或单病例试验的系统性综述，即 Meta 分析，它们构成了循证医学的金字塔尖。这类研究不仅设计严谨，而且能够有效地控制偏倚与混杂因素，从而提供最为可靠的产品干预效果评价。对于一致性高、质量上乘的系统性综述而言，它们往往能够直接转化为临床实践中的顶级推荐。

2级证据：单独的随机对照试验，以及虽非随机但样本量巨大、效果极为显著的观察性研究。这些研究虽然不如系统性综述全面，但同样能够为临床决策提供强有力的证据支持。它们通常能够揭示干预措施在特定人群中的有效性与安全性，是制定临床指南与推荐意见的重要依据。

3级证据：非随机对照的队列研究或随访研究。尽管这类研究在设计上存在一定的局限性，如选择偏倚、信息偏倚等，但它们仍能在一定程度上反映干预措施的实际应用效果。通过严格的统计分析与偏倚控制，这些研究能够为临床实践提供有价值的参考信息。

4级证据：病例系列、病例对照研究或历史性对照研究，主要指的是没有设置对照组或对照病例的回顾性研究。这类研究通常基于历史数据的收集与分析，旨在探索干预措施与特定结局之间的关联。然而，由于回顾性研究的本质特点，如信息获取的不完整性、回忆偏倚等，其结论的可靠性往往受到一定限制。因此，在临床决策中应谨慎对待这类证据。

5级证据：基于机制的推断。这类证据往往来源于深入的理论探讨与广泛的文献回顾，它们虽然不能直接证明干预措施的有效性，但能够为研究者提供宝贵的启示与假设。在缺乏高质量临床研究证据的情况下，这类推断与综述对于指导临床实践仍具有一定的意义。

综上所述，牛津大学循证医学中心的证据分级体系为评估干预研究的可靠性与有效性提供了科学的框架。通过这一体系，临床评价人员可以更加清晰地识别不同研究类型的价值所在，从而更有针对性。

2. 适应性评估 在深入探讨临床证据评估的过程中，除了严谨的证据等级划分外，还需关注两个关键维度：适应性和贡献度。适应性评估作为其中一环，其首要考量点在于数据源的特异性，即所收集的数据是否直接源自目标申报产品。这一问题的提出，源于医疗器械领域常见的产品族群或系列现象，尤其是当面临等同器械选择时，可能遇到的具体情境是：若某一进口产品 A（等同器械）的临床数据不足，而同系列中另一产品 B 却拥有详尽的临床研究数据，且产品 A 相对产品 B 仅在细节上有微小改变，对安全性和有效性无影响。在此情况下，利用产品 B 的数据作为补充是可行的，但需明确，这种做法将降低对适应性的评估等级。值得注意的是，虽然产品 B 不属于严格的等同或可比器械范畴，但在产品 A 临床证据稀缺时，它可作为桥接工具，为解释和说明临床证据提供有价值的视角，其数据因此具备一定的参考意义。

接下来，适应性评估还需确认研究的适用范围是否恰当，即所评价产品的适用范围和申报产品的适用范围是否一致。这是确保临床证据与产品实际应用场景相匹配的重要步骤。

再者，患者人群的适当性亦不容忽视。这包括分析患者的年龄、性别、疾病状态严重度，以评估这些患者是否可以代表预期的使用人群。这一环节确保了临床研究的广泛性和代表性，从而提高了证据的可外推性。

最后，可接受的报告或数据汇总质量是适应性评估的又一关键要素。这要求数据必须经过合理的客观评估，包括但不限于对观察组与对照组进行 P 值分析、统计的描述、评级等。这些措施共同确保了临床证据的真实性和可靠性。

综合以上四个方面的评估结果，当某一文献在数据源特异性（D）、适用范围（A）、患者人群适当性（P）以及报告质量（R）上均获得最高评级（如 D1、A1、P1、R1）时，该文献被视为具有最大的重要性和最佳的适应性。此外，即便等同器械采用前代产品，只要其在适用范围、患者人群、数据报告等方面均表现出较高的评级，该产品的重要性适宜度同样可被认为是极佳的。这样的评估体系为临床证据的筛选与利用提供了清晰、系统的指导框架，有助于确保医疗器械评价的科学性与严谨性（表5-5）。

表5-5   适应性评估表

项目	说明	分级系统	
适当的产品	数据是否来源于申报产品？	D1	申报产品
		D2	同品种医疗器械（等同器械、可比器械）
		D3	其他产品
适当的适用范围	适用范围是否相同？	A1	相同
		A2	轻微偏离
		A3	重大偏离
适当的患者人群	数据来源的患者人群是否可代表预期使用人群（如年龄、性别等）和临床状况（包含疾病状态和严重度）？	P1	适用
		P2	有限
		P3	不同人群
可接受的报告/数据汇总	数据是否包含实施合理的、客观的评估所需要的足够信息？	R1	高质量
		R2	微小缺陷
		R3	信息不充分

3. 贡献度评估   通过数据的来源、结果指标、是否进行随访、是否具有统计意义、是否有临床意义这五个方面，来决定临床证据贡献度。表5-6总结了贡献度评估的标准。

表5-6   贡献度评价标准及说明

数据贡献标准	说明	分级系统	
数据来源类型	试验设计是否适当？	T1	是
		T2	否
结果指标	报告的结果指标是否反映了医疗器械的预期性能？	O1	是
		O2	否
随访	随访期限是否足以评价治疗效果并识别并发症？	F1	是
		F2	否
统计意义	是否提供了数据的统计分析以及其是否适当？	S1	是
		S2	否
临床意义	观察到的使用效果是否具有临床意义？	C1	是
		C2	否

同品种临床评价，核心在于临床证据。要形成临床证据，首先需获取临床数据，且在获取过程中应尽可能多地纳入相关数据。接着，要依据产品特点制定适宜的标准，对所获取的数据进行筛选，同时需涵盖数据检索过程、筛选方案以及报告。完成筛选后，便要对临床资料进行评价，评估其适宜度、贡献

度和质量等级。在完成对临床资料的评估，并确定数据可用后，下一步的工作便是进行数据提取。提取出的数据要进行分析，包括定性分析和定量分析。经过分析的数据，最终方能得出结果并形成相应证据。由此可见，在完成临床资料评估之后，紧接着就要进行临床资料的分析工作。

五、临床资料的分析

临床资料的分析包括定性分析和定量分析。临床资料的获取与评估是临床资料分析的前提以及基础。同时，在临床资料评估过程中，对资料的适应性评估、质量等级评价、贡献度者评估，以及数据获取过程中的筛选，实质上也属于对临床资料的定性分析。

首先看定性分析的定义。定性分析是对研究对象在质的方面展开的分析，具体而言，就是运用归纳和演绎、综合与分析以及抽象与概括等方法，对获得的各种材料进行思维加工，从而能去粗取精，去伪存真、由此及彼、由表及里，达到认识事物的本质、揭示内在规律。从上述定义，可以看出定性分析其实和临床文献的筛选过程非常相似，都是根据标准找到规律进行排除。

定量分析的定义是运用数量语言进行描述，对临床研究的数量特征、数量关系与数量变化展开分析，其作用在于揭示和描述各指标的相互作用和发展趋势。例如在获取临床数据时，需要记录查找到的文献数量，检索的临床试验以及临床经验的数据量，临床经验数据中涉及产品上市年份、所报告的销量数量等，这其实就是对临床经验数据进行的定量分析。产品 A 已上市 20 年且销售上亿份，跟产品 B 只上市一年销量等于 0，其获取的临床经验数据重要性截然不同，在采用其临床论证结果时，需要进行不同的考量。上述临床证据通过数量语言进行描述，本质也属于定量分析，其对临床研究的数量特征、数量关系以及数量变化进行了分析。

在整个临床评价报告中，定性和定量分析的理念始终贯穿，主要用于解释和描述各指标的相互作用和发展趋势。在临床评价中应用定量分析，主要是进行性质的判定，例如某文献是否为可用性的文献，是否符合纳排标准，可以用哪些指标来评价安全性等，这些描述本身就是定性分析。而定量分析主要是进行数据的处理。下面我们再细致地看一下定性分析。

1. 定性分析　方法包括归纳和演绎、综合与分析、抽象与概括。结果报告应该有逻辑，主题明确，避免大段文字。例如在进行各指标的定性分析时，文献中可能使用了大段的文字进行描述，由于涉及的并发症或不良事件较少，并未制作表格，而我们在提取数据的时候，不可以直接复制粘贴，需要进行归纳、分析等操作。虽然定性分析允许文字描述，或者说绝大部分运用的是文字，但报告要有逻辑。

定性分析在临床评价报告中常用于：有效性/性能和安全性指标异常值解释，常规考虑因素包括研究设计、评价方法、目标人群、超适应证应用等。例如相同产品在同一干预试验中，某一个值异常偏高，其他试验组均为阳性，只有该试验组为阴性，这种情况下就要对此异常进行解释，解释的过程应用的就是定性分析方法。分析过程最好以小标题的形式，条分缕析地列明，例如研究设计问题、纳入目标人群问题等小标题。

定性分析还可用于各章节小结、结论、临床评价摘要等。例如对于临床评价的摘要，应用定性分析的方法，将整个临床评价报告，可能是 5 万字、10 万字，甚至 20 万字大篇幅的报告，用抽象与概括、综合与分析的方法，将结论条分缕析、准确清晰地描述出来。成功的临床评价摘要，应该可以清楚表达临床评价报告的结论，并且识别临床评价的过程。

2. 定量分析　和定量分析不是完全拆分的两个个体。例如描述某项技术是成功还是失败，这毋庸置疑是一个定性指标；该定性指标如果进行汇总分析，呈现百分比或概率，就变成了量的分析。定性指标本身是判断其是/否、判断性质时做的定性分析。在临床评价中最常见的情况，例如产品 A 不良事件的例数，当数量较少的时候，可以单独报告数量（类似 0 或者 4 例的描述），可以对这 4 例不良事件进行详细的描述。当报告例数相对稍微多时，可以以发生率的形式呈现，甚至可以进行两组或者多组的卡方分析。

表 5 - 7 总结了定量分析常用的数据类型。对于器械的描述经常以成功率作为评价指标，描述成功还是未成功，这是定性指标。将报告合并率或率的范围等关键指标，三组以上数值，进行 Meta 合并（单组率/两组率的 Meta 分析），这一过程就是定量分析。定量分析最常见的是采用均数 ± 标准差的形式。定量数据在两组以下数据的时候，只有一组数据的情况可以直接报告；两组一般要计算加权均数 ± 加权标准差；大于三组以上数据，推荐 Meta 合并。对于中位数和四分位数，一般情况下推荐采用原数据陈述或者中位数的范围，极少使用 Meta 合并等方法。因为采用中位数和四分位数表达数据的情况一般是，在数据偏大的情况下通过偏态分析、倒推均值，发现范围较大，不适合以均数 ± 标准差的形式体现。再通过中位数和四分位数倒推原始数据，就会产生较大的中间偏移。

表 5 - 7 定量分析的数据类型和分析报告

数据类型	临床评价常见情况	数据分析与报告
定性指标 （率/例数）	AE 例数	数量较少时，可以单独报告数量，如 0 或 4 例 如果可以获取发生人群数量/总体人群数量，报告百分比，如 1%（1/100） 必要时，可进行两组或多组卡方分析
	率，如技术成功率	报告合并率的范围 关键指标，三组以上数值，推荐 Meta 合并（单组率/两组率的 Meta 分析）
均数/标准差	≤2 组数值	报告均值范围和（或）原值 两组数值可计算：加权均数 $(X_1 * N_1 + X_2 * N_2) / (N_1 + N_2)$，加权标准差 SQRT $[(N_1-1)S_1^2 + (N_2-1)S_2^2] / (N_1+N_2-2)$
	≥3 组数值	推荐 Meta 合并（干预前后差值 Meta、单组/两组连续变量 Meta 分析）
中位数/四分位数	55（40-66）	原数据陈述或中位数范围

对于定性指标的定量分析，常见的还有 AE 发生情况（表 5 - 8）。例如试验组和对照组发生率比较少的情况下，试验组在 100 人参与下发生 14 例，对照组发生 21 例；试验 2 的报告结果来自一个受试者，表中给出了总体的数值（试验组为 27/315，对照组为 49/416）。这时候，可以通过卡方分析计算出 AE 发生率，并制作四格表，其中干预组发生率为 1.25%（11/880），对照组发生率为 1.40%（5/355）（表 5 - 9）。

表 5 - 8 AE 发生情况示例

AE 发生情况	试验组	对照组
受试者 1	是	否
受试者 2	否	否
…	…	…
受试者 N	否	是
试验 1 报告结果	14/100	21/100
试验 2 报告结果	27/315	49/416
合计	加和	加和

表 5 - 9 基于 AE 发生情况的卡方四格表

卡方四格表	发生	未发生	发生率
干预组	11	869	1.25%（11/880）
试验组	5	350	1.40%（5/355）

六、形成临床评价报告

在完成数据分析后，临床评价报告便得以初步成型。此报告作为同品种医疗器械评价的核心成果，其结构严谨、内容翔实，涵盖了多个关键环节。

首先，临床报告的开篇关键环节便是等同性论证部分，这是整个评价过程的前提与基石。该部分从适用范围、生物学特性和技术特征三大维度深入剖析，全面评估待评价产品与参照产品的相似性与差异性。若等同性论证得以成立，即表明两者在关键属性上具有高度一致性，从而支持了同品种临床评价的合理性；反之，若等同性论证未能通过，则可能需要进一步开展临床试验以获取更充分的证据。

在等同性论证成立的基础上，报告紧接着进入临床数据获取阶段。这一过程涉及广泛的数据检索，包括但不限于文献数据库、临床试验注册平台以及企业和国家不良事件数据库等。通过全面而系统的检索，确保临床数据的全面性与时效性。

其次，对获取的临床数据进行深入的评价与筛选。评价过程涵盖了临床文献、临床经验、临床试验等多个方面，不仅关注研究的质量与适宜性，还细致考量其对临床评价的贡献度。经过层层筛选与评估，最终提炼出数据信息表，清晰呈现临床研究的基本特征。

在数据提取阶段，报告聚焦于安全性与有效性/性能指标的深入分析。这一过程紧密结合相关诊疗指南、综述、系统评价及 Meta 分析等权威资料，确保指标判定的科学性与准确性。对于异常指标值或范围异常的情况，报告还详细探讨了可能的影响因素，如研究设计、评价方法、目标人群特征以及超适应证应用等。

最后，基于上述分析结果，报告进一步完善了安全性与有效性/性能章节的小结内容，并据此形成了全面而客观的临床评价结论。至此，一份结构完整、内容翔实、论证充分的临床评价报告便得以形成，为医疗器械的临床应用提供了坚实可靠的科学依据。

第三节　同品种临床评价与临床试验

一、概述

临床评价分为两个路径：同品种临床评价和临床试验。这两个路径并不是互斥的，更不是矛盾的，而是互相之间有着密不可分的联系。同品种临床评价的进行，前提是要论证申报产品和同品种器械之间的等同性。在等同性建立后，通过收集同品种器械的临床数据，可以外推论证申报产品的安全有效性，以此完成申报产品的临床评价。

哪些类型的产品适合走同品种临床评价这一路径呢？

主要是针对风险较低的产品，有前代产品的申报产品，及其技术安全有效性已经得到充分确认的产品。此外，那些基于现有成熟技术，且预期用于该技术成熟应用的产品，以及产品的非临床研究性能具有良好外推的能力，这些类型的产品也适合进行同品种临床评价。

哪些情况下必须要开展临床试验呢？

例如基于新技术或者是扩展了适用范围的高风险产品，找不到同品种器械的新型医疗器械，以及非临床研究无法确认产品安全有效的情况，这时就需要开展申报产品的临床试验来获得申报产品自身的数据，作为直接的证据加以使用。

二、两种临床评价路径的区别

与临床试验相比，同品种临床评价数据的来源更为广泛。包含了临床试验、临床经验、临床文献等三种类型的数据；它更为丰富，并且可能包含长期的数据。也正因数据类型的多样化，我们需要依据证据等级进行质量评价，也就是适应性和贡献度的评估，以及依据各类量表进行数据质量的评价。

对于临床试验而言，它主要适用于那些必须要在临床试验中解决新问题或高使用风险的器械，能够获取申报产品自身的直接证据。但其存在缺陷，由于是通过试验开展，样本量有限，需依据临床方案的设计进行。同时，因为试验设计存在相应的随访期，较难获取更为长期的数据。当然，它也有优点，即在 GCP 下开展的临床试验质量相对较高。同样基于试验设计的目的，可以有效地论证所要解决的问题，在科学的设计下，更容易满足临床评价的需求。所以临床试验路径和同品种路径在很多情况下可以作为互补使用。

同品种临床评价路径中收集到的众多数据，也有很多来自临床试验报告或者临床试验完成后发表的临床文献。对于同品种临床评价，审评并没有降低对于产品安全有效性和临床性能的评价要求，只是根据产品的不同情况区分了不同的临床评价路径，合理地设置了相应要求，更符合全球协调临床试验证据的大方向，可以避免或者减少重复的、不必要的临床试验，也满足了临床试验实施的人力原则，不去开展那些不必要的临床试验。

同时，同品种临床评价通过收集申报产品和同品种的全球临床数据这三种类型临床数据，以科学的临床评价结论替代开展新的临床试验。满足了当下减少企业负担，实现企业负担最小化的原则，减少监管机构以及医疗器械研发和生产企业的负担，可以让产品更快地研发上市。

表 5 - 10 对同品种临床数据和临床试验数据进行了全面的比较。

表 5 - 10　同品种临床评价和临床试验的比较

	同品同品种临床数据	临床试验数据
适用产品	基于现有成熟技术并预期用于该技术的成熟应用	存在需要临床试验中解决的新问题，更多见于高风险器械和新型器械
数据相关性	外推数据	自身数据
数据来源	临床试验、临床经验、临床文献	临床试验
数据量	可能较为丰富	临床试验样本量
长期数据	可能有长期数据	上市前临床试验较难获取长期数据
证据等级	数据类型多样，按照证据等级进行质量评价	GCP 临床试验（试验质量）基于试验目的设计（上市前评价时，有明确的临床证据需要），在科学设计下满足临床评价要求

医疗器械的临床评价路径主要分为同品种临床评价与临床试验两大类，它们各具特色，既有优势也存在局限，难以一概而论哪个路径更优，关键在于选择最适合产品特点及评价需求的路径。在实际操作中，这两条路径往往可以相互结合，灵活运用。

部分产品可能仅凭同品种临床评价路径便能完成全面的临床评价，无须额外补充；而有些产品则可能需要将同品种临床评价与补充性的临床试验相结合，以获取更为充分的数据支持；更有产品需要开展完整的临床试验，以直接验证其安全有效性。因此，在选择评价路径时，必须深入分析产品的具体情况和评价的具体需求，确保路径选择的科学性与合理性。

在同品种临床评价的实施过程中，还需根据对比器械与申报产品之间的相似度进行细分，划分为等同器械与可比器械两种类型。这一区分有助于更精准地把握产品间的差异，进而开展有针对性的差异性对比与分析。在此基础上，收集并整合非临床证据与临床证据，形成完整的临床数据体系，为差异性的科学论证提供坚实支撑，最终完成全面、客观、科学的临床评价。这一过程不仅体现了医疗器械评价的严谨性，也彰显了评价工作的灵活性与创新性。

目标检测

答案解析

1. 同品种医疗器械是指申报产品在基本原理、结构组成、制造材料、生产工艺、性能要求、安全性评价、符合标准、预期用途等方面具有（　　）的已在中国上市的产品。

    A. 等同性　　　　　　　B. 差异性　　　　　　　C. 不同性　　　　　　　D. 雷同性

2. 临床评价需持续开展，贯穿医疗器械全生命周期。在设计开发阶段，临床评价需确定上市前产品评价所需的临床（　　），判断是否需要开展临床试验以及需要观察的临床终点。

    A. 经验　　　　　　　　B. 数据　　　　　　　　C. 文献　　　　　　　　D. 报告

3. 同品种医疗器械包括可比器械和（　　）器械两种情形。

    A. 试验　　　　　　　　B. 对照　　　　　　　　C. 等同　　　　　　　　D. 差异

4. 以下不属于临床评价报告内容的是（　　）。

    A. 产品基于的技术、适用范围，以及对器械安全性、临床性能和（或）有效性的宣称

    B. 临床数据的性质和程度

    C. 检验数据的性质和程度

    D. 已有信息（如临床数据）如何论证产品的安全性、临床性能和（或）有效性

5. 临床数据的分析方法包括（　　）。

    A. 定量分析和定性分析　　　　　　　　　　B. 定量分析和非定性分析

    C. 非定量分析和定性分析　　　　　　　　　D. 非定量分析和非定性分析

二、思考题

1. 医疗器械临床评价是否只能选取一种路径进行？为什么？

2. 如何论证选取的可比器械为等同器械，需要对比哪些项目？

3. 等同器械是否只能选取一种，为什么？

书网融合……

本章小结

第六章 免于临床评价医疗器械

在医疗器械的监管体系中，存在一类产品可免于进行临床评价。具体而言，对于第二类、第三类医疗器械，若工作机制明确，设计定型、生产工艺成熟，且已有同类产品上市多年并广泛应用，期间未发生严重不良事件记录。同时该产品又没有改变常规用途，通过非临床的评价已经能够证明医疗器械安全有效的。那么这一类型的产品往往是可以免于进行临床评价的。

第一节 免于临床评价指导原则修订背景

在 2014 年的 4 号令中提到免于进行临床试验的医疗器械目录。2021 年 10 月 1 日实施的 47 号令中，明确地提出了免于进行临床评价的产品，是免于提交临床评价资料的，也就是不用开展临床数据的收集、分析、评估以及分析。而免于进行临床评价的医疗器械目录由国家药品监督管理局进行制定调整并且公布。同样在医疗器械注册申报资料中也有相应的要求。进入《免于进行临床评价医疗器械目录》的产品，需要按照指导原则的要求，从基本原理、结构组成、性能、安全性以及适用范围等方面证明产品的安全有效性。

2000—2014 年，医疗器械产品主要是通过临床试验，尤其国产产品主要是通过临床试验路径上市。2014 年提出了免于临床试验的目录，2021 年提出了免于进行临床评价的目录。免于进行临床评价这一称呼的改变，首先是让国产医疗器械产品的上市前要求更加清晰。2021 年新的免于临床评价技术指导原则发布之前，同品种路径不属于临床试验，但是也不在免于临床试验目录中，这会导致申请人认为，没在免于临床目录中的产品必须进行临床试验，这实际上理解有误。免于进行临床评价的目录和技术指导原则发布之后，临床评价的范围和路径就更加清晰了。

一、《医疗器械监督管理条例》的变化

650 号令（2014）→ 680 号令（2017）→739 号令（2021）

1. 680（2017）以及 650（2014）令

第十七条 第一类医疗器械产品备案，不需要进行临床试验。申请第二类、第三类医疗器械产品注册，应当进行临床试验；但是，有下列情形之一的，可以免于进行临床试验：

（一）工作机制明确、设计定型，生产工艺成熟，已上市的同品种医疗器械临床应用多年且无严重不良事件记录，不改变常规用途的；

（二）通过非临床评价能够证明该医疗器械安全、有效的；

（三）通过对同品种医疗器械临床试验或者临床使用获得的数据进行分析评价，能够证明该医疗器械安全、有效的。

免于进行临床试验的医疗器械目录由国务院食品药品监督管理部门制定、调整并公布。

2. 739（2021）令——2021 年 6 月 1 日生效

第二十四条 医疗器械产品注册、备案，应当进行临床评价；但是符合下列情形之一，可以免于进行临床评价：

（一）工作机制明确、设计定型，生产工艺成熟，已上市的同品种医疗器械临床应用多年且无严重不良事件记录，不改变常规用途的；

（二）其他通过非临床评价能够证明该医疗器械安全、有效的。

第二十五条 进行医疗器械临床评价，可以根据产品特征、临床风险、已有临床数据等情形，通过开展临床试验，或者通过对同品种医疗器械临床文献资料、临床数据进行分析评价，证明医疗器械安全、有效。

二、《医疗器械注册管理办法》的变化

4 号（2014）→ 47 号（2021）

1. 4 号（2014）——2014 年 10 月 1 日实施

第二十二条 办理第一类医疗器械备案，不需进行临床试验。申请第二类、第三类医疗器械注册，应当进行临床试验。有下列情形之一的，可以免于进行临床试验：

（一）工作机制明确、设计定型，生产工艺成熟，已上市的同品种医疗器械临床应用多年且无严重不良事件记录，不改变常规用途的；

（二）通过非临床评价能够证明该医疗器械安全、有效的。

（三）通过对同品种医疗器械临床试验或者临床使用获得的数据进行分析评价，能够证明该医疗器械安全、有效的。免于进行临床试验的医疗器械目录由国家食品药品监督管理总局制定、调整并公布。

未列入免于进行临床试验的医疗器械目录的产品，通过对同品种医疗器械临床试验或者临床使用获得的数据进行分析评价，能够证明该医疗器械安全、有效的，申请人可以在申报注册时予以说明，并提交相关证明资料。

2. 47 号（2021）——2021 年 10 月 1 日实施

第三十四条 有下列情形之一的，可以免于进行临床评价：

（一）工作机制明确、设计定型，生产工艺成熟，已上市的同品种医疗器械临床应用多年且无严重不良事件记录，不改变常规用途的；

（二）其他通过非临床评价能够证明该医疗器械安全、有效的。免于进行临床评价的，可以免于提交临床评价资料。免于进行临床评价的医疗器械目录由国家药品监督管理局制定、调整并公布。

三、医疗器械注册申报资料要求的修订

43 号（2014）→121 号（2021）

1. 43 号（2014）——2014 年 10 月 1 日实施——现废止

七、临床评价资料

按照相应规定提交临床评价资料。

进口医疗器械应提供境外政府医疗器械主管部门批准该产品上市时的临床评价资料。

2. 121 号（2021）——2022 年 1 月 1 日实施

三、非临床资料

（八）其他资料

免于进行临床评价的第二类、第三类医疗器械，申请人应当按照《列入免于进行临床评价医疗器械目录产品对比说明技术指导原则》，从基本原理、结构组成、性能、安全性、适用范围等方面，证明产品的安全有效性。

四、临床评价路径范围的调整

2014—2021 年，医疗器械的临床评价路径经历了显著的调整与优化，这一变化不仅反映了监管政策的逐步完善，也促进了医疗器械市场的健康发展。

1. 2000—2014 年：以临床试验为主导　在这一时期，国产医疗器械的上市申请通常需要提交临床试验数据以证明其安全有效性。而对于进口医疗器械，若其在原产国已完成临床试验并获得上市许可，且相关数据符合中国监管要求，则可免于在中国重复进行临床试验。

2. 2014 年：临床评价体系的初步构建　随着《医疗器械监督管理条例》及相关配套文件的发布，临床评价体系开始初步构建。这一时期，引入了免于临床试验目录、同品种临床评价路径以及传统的临床试验路径，为不同类型的医疗器械提供了多元化的评价选择。然而，由于"免于临床试验"与"同品种临床评价"在概念上的相近性，导致了一定程度的混淆。

3. 2021 年：临床评价路径的清晰化　为了进一步明确临床评价的要求与路径，2021 年对临床评价体系进行了重要调整。新的体系将"免于临床试验"的概念升级为"免于临床评价"，并明确了免于临床评价目录与临床评价路径的划分。其中，临床评价路径细分为同品种临床评价和临床试验两种，使得不同类型的医疗器械能够根据其特点选择最适合的评价方式。这一调整不仅提高了临床评价的清晰度与针对性，还促进了评价效率的提升。

在新的指导原则下，免于临床评价的产品不再需要提交临床数据，这一变化显著减轻了企业的负担，加速了产品的上市进程。然而，这并不意味着进入免于临床评价目录中的产品就完全无监管要求。相反，监管部门对这类产品的注册资料、非临床数据、质量管理体系等方面提出了更为严格的要求，以确保产品的安全有效性。

综上所述，医疗器械临床评价路径的调整与优化是监管政策不断完善的重要体现。通过明确评价要求、优化评价路径、减轻企业负担等措施，旨在促进医疗器械产业的创新发展与质量控制水平的持续提升。

第二节　免于临床评价技术指导原则具体要求

原有的免于临床试验路径对应的，通常对应着产品成熟、临床风险已知的产品，所以大部分产品都不需要通过临床数据来证明安全有效。旧法规定义：免于临床试验，其实是不涉及临床数据的，也与临床评价的范畴不符。所以现阶段法规改为免于进行临床评价，进一步明确了产品该选择什么样的路径、怎样展开评价。

列入免于进行临床评价医疗器械目录的产品，如果能够判定跟目录产品描述完全相同，与已在境内上市的产品满足等同性的判定要求，即可通过免于临床评价的路径上市。不满足免于临床评价目录要求的所有二、三类医疗器械均需开展临床评价。临床评价又分为两条路径：同品种临床评价和临床试验。

对于那些因高风险属性或属于新型医疗器械而需要进行临床试验的产品，存在一个特定的目录，即必须进行临床试验审批的六大类产品目录。这一目录明确了哪些类型的医疗器械在临床试验实施前必须接受严格的审批流程。此举旨在通过前置审批，进一步加强对高风险和新型医疗器械的监管，确保其在临床试验阶段就能受到充分的关注与评估，从而保障公众健康安全。

一、适用范围

"本指导原则适用于列入《免于临床评价医疗器械目录》（以下简称《豁免目录》）的第二类、第三类医疗器械注册时的对比说明，不适用于按医疗器械管理的体外诊断试剂。对比说明指开展申报产品与《豁免目录》所述产品等同性论证的过程。"

该指导原则明确了其适用范围，即适用于二、三类列入豁免目录的医疗器械，不适用于体外诊断试剂。此外，对比说明指的是需要开展申报产品和目录中所述产品的等同性论证的过程。

除了《豁免目录》之外，还需要关注2021年5~7月国家发布的三批共21个《医疗器械分类目录》子目录，以及2024年3月18日发补的增补目录（图6-1），关于医疗器械分类目录相关产品的临床评价推荐路径的通告。这些子目录除了明确产品是推荐使用同品种临床评价还是推荐临床试验路径之外，也列明其是推荐临床评价还是推荐免于临床评价。这样结合《豁免目录》跟推荐子目录，可以更好地明确申报产品是否可以免于进行临床评价。

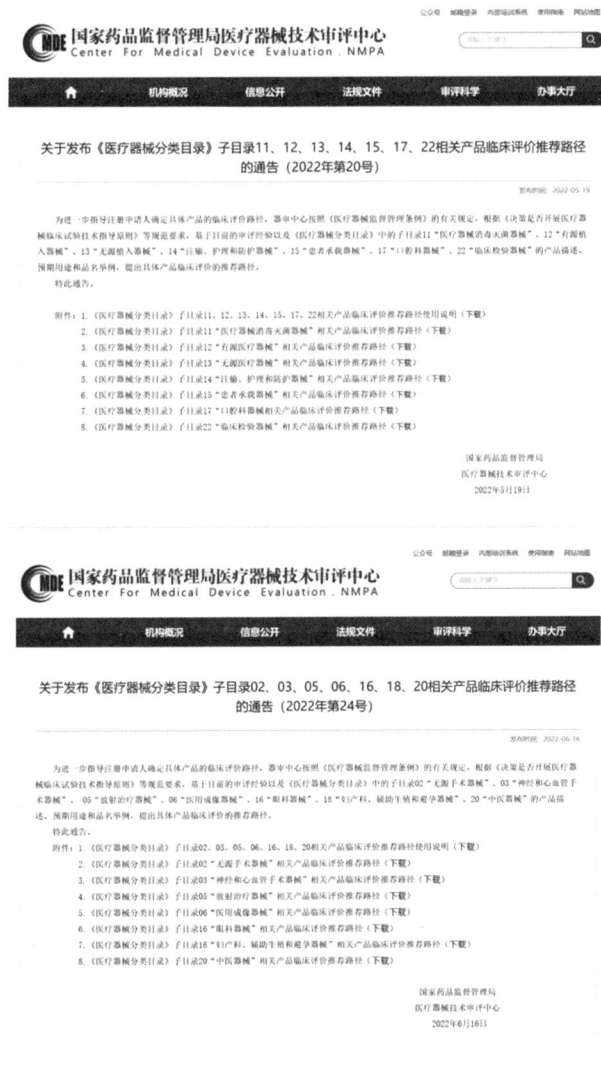

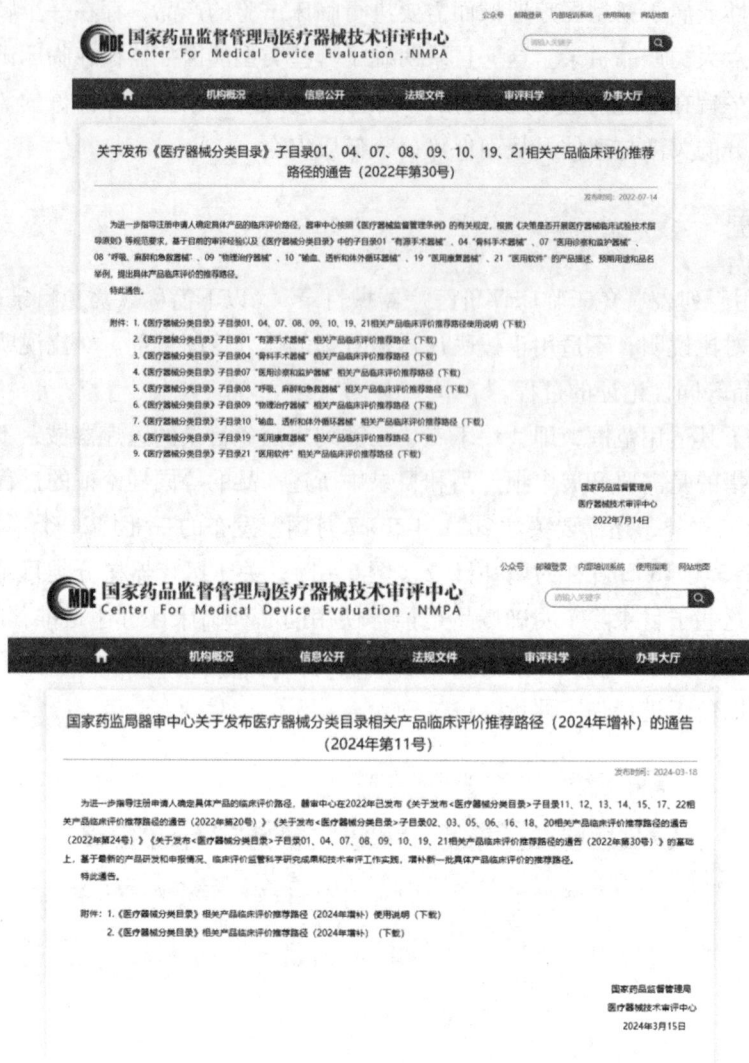

图 6-1   医疗器械分类目录相关产品临床评价推荐路径

二、对比说明

"对于列入《豁免目录》产品，注册申请人需提交申报产品相关信息与《豁免目录》所述内容的对比资料和申报产品与已获准境内注册的《目录》中医疗器械的对比说明，具体需提交的资料要求：提交申报产品相关信息与《豁免目录》所述内容的对比资料；提交申报产品与《豁免目录》中所对应的已获准境内注册医疗器械的对比说明，对比说明应当包括《申报产品与目录中已获准境内注册医疗器械对比表》（见附件）和相应支持性资料。

若经对比，申报产品与对比产品存在差异，还应提交差异部分对安全有效性影响的分析研究资料。

二者的差异不应引起不同的安全有效性问题，即申报产品未出现对比产品不存在的且可能引发重大风险和（或）引起显著影响安全/有效性的问题。

提交的上述资料应能证明申报产品与《豁免目录》所述的产品具有基本等同性。若无法证明申报产品与《豁免目录》所述的产品具有基本等同性，则应开展临床评价。"

列入《豁免目录》中的产品，首先要提交申报产品的相关信息跟豁免目录所述内容的对比资料。同时我们还需要提交，跟豁免目录中所对应的国内已上市产品的对比说明。

如果找不到境内已上市的同类产品，或者对比产品的资料收集不全，是否还可以进行免于临床评价的路径呢？

这里所提及的等同性论证只是借用了这一概念，并非要求符合《医疗器械等同性论证技术指导原则》。该导则仅适用于需进行同品种临床评价的产品，需要对申报产品和等同器械以及可比器械进行相关的判定。而对于豁免目录中的产品，按照《列入免于临床评价医疗器械目录产品对比说明技术指导原则》要求操作即可。

《列入免于临床评价医疗器械目录产品对比说明技术指导原则》包含了两方面的内容。首先要提交申报产品与豁免目录中所述内容的对比材料，查看与豁免目录中的描述是否一致。此外，还需要提交申报产品和已上市的境内产品的对比说明，且已上市境内产品必须符合豁免目录中的产品描述。在对比过程中，要分析申报产品和对比产品的差异，同时需提交差异部分对安全有效性的分析研究资料。在旧法规要求的临床评价中，对于豁免目录产品的评价未要求必须提交差异性部分的分析资料。此次新导则明确提出了该要求，并且在对比表的样板中也给出了相应的位置。

如果分析申报产品和对比产品，其差异引起了安全有效性相关的显著影响，那么就不能够认定二者具有等同性，则需要开展临床评价。如果差异未引起安全有效性的问题，即申报产品没有出现对比产品不存在的新风险，也未引发重大风险或显著影响安全有效性的问题，则可以继续开展免于临床评价。

在决定每个产品的注册路径时，首先查看其是否在豁免目录中，如果不在豁免目录中，再考虑能否进行同品种临床评价。当同品种临床评价无法满足临床数据论证安全有效性的时候，再考虑通过临床试验生成新的临床数据。

为何在免于临床对比的过程中，除了对比目录产品，还需要去对比一个已上市产品呢？

因为目录描述没无法全面限定产品，所以我们还需通过对比已上市的产品来控制可能的风险。在对比时若拿不到对比产品的信息该怎么办？可以参考同品种路径下获得对比产品信息的方式，例如：通过产品的官网以及 NMPA 的网站上的注册信息，FDA 网站的注册信息、临床文献，或者通过购买产品来获取说明书、出厂检测报告，或者通过开展对比测试以及数据库的检索等方式获取相应的信息进行对比。关键性信息通常在公开路径下都能够找到。在设计开发阶段，大部分企业都会参考前代或者同类的产品，其中的信息可以用于当前的对比。如果实在是找不到相应的信息，就将该对比项列为差异项，提交申报产品相应的研究证据。此外，如果没有充分可比的前代或者同类产品的信息，申报产品自身的确认数据需要更加完善。

第三节　免于临床评价案例分析及问题说明

一、案例分析

案例一：性能差异

超声脉冲回波成像设备是利用超声脉冲回波原理，完成人体器官组织成像的超声系统。通常是由探头（线阵、凸阵、相控阵、机械扇扫）、超声波发射/接收、信号处理和图像显示等部分组成；可按机型、成像性质（模拟与数字）、探头配置、技术参数、附加辅助功能、预期用途等不同分为若干型号；经体表、经阴道、经直肠或术中对腹部器官、心脏、浅表组织器官等部位进行超声成像，不包括非常规的和接触循环血液的应用方式。仅包括基础的超声 B 模式成像。不包括在其基础上通过修改波束形成、图像前处理、图像后处理算法产生的成像模式/功能（如复合成像、谐波成像）。产品性能指标采用下列参考标准中的适用部分，如：GB 10152—2009《B型超声诊断设备》等。

问题： 该示例是一种超声脉冲回波成像设备，申报产品和同品种产品相比的差异性在于B模式分辨力劣于对比产品。在这个情况下还能采用免于临床评价的路径吗？

解析： 可以有两种解决方案：第一种是补充图像质量的确认资料，该部分资料既可以来自内部也可以是外部的确认资料，或者来自体模试验的确认。第二种解决方案是更换对比产品，由于图像质量的各个参数之间互相关联，所以更换对比产品之后需要重新进行全面的对比。

案例二：设计差异

高频内窥镜手术器械，用于在内窥镜下完成手术操作的高频电极，属于高频手术设备的应用部分；在内窥镜手术下，通过内窥镜器械孔道或其他器械通道进入人体；在内窥镜手术中用于对人体组织进行常规切割和凝血。

问题： 通过对比以后，申报产品和对比器械之间主要存在设计差异：电极圈型不同代表针对不同种类形状的息肉，产品的基本原理相同。切割丝材质差异：不锈钢丝与钨丝；切割丝结构差异：单根丝与编制丝。这种情况下，该如何进行策略的制定和分析呢？

解析： 首先，形状的差异原则上不影响产品是否在豁免于临床评价的判定，但是如果形状的差异改变了预期用途，即不是勒除息肉等常规组织用途，就需要考虑非免于临床评价路径，即需要进行临床评价。在这种情况下，需要进一步分析圈型的差异对临床使用的影响。产品结构形状相同，原理和用途一致的情况下，分析切割丝材料/切割丝形式对临床使用效果的影响，提供差异性的研究资料（阻抗等性能），证明丝的材质和结构差异不影响组织切割效果研究等。如果上述都不相同，则形状影响了勒除的操作，丝的差异影响了电切的效果，建议提交模拟息肉组织的勒除和电切的效果确认。

案例三：用途存在差异

电子上消化道内窥镜为软性电子内窥镜，一般由头端部、弯曲部、插入部及电气和光源连接的部分组成。头端部的光电转换器件将接收到的光学信号转换为电信号，通过摄像系统在显示器上观察。通过视频监视器提供影像供上消化道（不包含十二指肠）的观察、诊断、摄影用。

问题： 申报产品和对比器械的对比差异主要为：①适用人群，申报产品是可用于新生儿，对比产品没有宣称用于新生儿；②结构差异，申报产品的各个尺寸都大幅减小，包含头端的硬性部的外径，主软管的外径等；③申报产品的市场角小于对比产品。该如何制定策略？

解析： ①适用人群差异，补充对比产品获准可用于新生儿的证据（如果对比产品或其他对比产品未获准用于新生儿，则新生儿使用不属于免于临床目录范围，如果换别的产品对比，要重新评价；②结构差异要考虑可操控性）；提交申报产品与对比产品的图像质量对比资料（结构差异大，检测参数不能充分评估性能。③视场角小，分析该差异对临床安全有效性的影响，并提交相应的支持性资料；单纯是视场角本身，可以找到相同用途的同类产品有相同或更差的视场角（主要考虑其他成像性能不存在差异，且视场角相对独立）；合并了尺寸差异，还要考虑操控性。

案例四：设计差异过大

问题： 高频电极设备，申报产品和对照品之间，分析差异性主要在于电极，传统电极有负极板，但是该款申报产品，为内窥镜上加金属筒形成负极。其整个切开刀电流回路跟免于临床豁免目录中产品的双极切开刀不同，存在较大设计上差异，并且该差异导致的热损伤效果大不同。

解析： 分析该差异性，这种负极接触不良的情况可能会造成非预期的损伤，带来安全性的风险和隐患。因此该差异认为引起了不同的安全有效性的问题，判定其不能够按照免于临床评价目录进行评价。

二、主要问题

1. 免于临床评价的等同性论证与临床评价的等同性论证指南什么关系？　首先，免于临床评价中提到的等同性论证，跟临床评价中的等同性论指导原则不同。免于临床评价中仅仅是借用等同性论证的概念，具体需参考《列入免于临床评价医疗器械目录产品对比说明技术指导原则》中关于对比说明的部分进行撰写，不需要按照临床评价的要求参考《医疗器械临床评价等同性论证指导原则》专门提交等同性论证报告，也不需要对三大特征进行详细的对比说明。

2. 免于临床评价中为什么需要选择已上市的产品进行对比？　在免于临床评价中，除了需要对比豁免目录中的描述，还需要选择已上市的产品进行对比。这是因为目录中相关描述相对较简单，没有办法全面限定所有产品，列举所有的情形。在这种情况下，就需对比已上市的产品证明这一类的产品已经过临床的验证，其安全风险是可控的。不对比已上市的产品，没办法完整识别与同类产品的差异，可能导致申报产品的风险未能得到良好的控制。

3. 对比说明中的项目是否可以简化？　《列入免于临床评价医疗器械目录产品对比说明技术指导原则》关于对比说明部分仅列出了大部分产品需要关注的重点项目，因此申请人只可以在此基础上进行增加，不能进行减少。

4. 对比时拿不到对比产品信息怎么办？　与制定临床评价策略相同，免于临床评价策略的制定也取决于三要素：人、时间和空间。空间即支持性资料，需要在产品研发和立项的早期，就开始准备相关资料，确保资料的完整性。对比产品信息获取方式，可以参考同品种器械的信息获取路径，例如产品的公司官网、NMPA 网站、FDA 的网站，已发表的文献，通过购买产品获得产品的说明书，以及通过购买产品进行对比测试等。上述途径大概率可以辅助我们获得关键信息，如果关键信息依旧难以获得，则只能认为两种产品在对比项上有差异，并提交异性的支持性资料和验证数据。因此，从设计研发与设计规范性的角度来讲，建议企业在研发的早期即开始收集相关资料。如在研发早期确立了研发参考的前代产品或同类产品，更有利于整个数据的收集。如果申报产品是原创的器械，没有充分可比的前代或者是同类产品信息，则不符合免于临床评价的要求。

5. 为什么必须提交证明差异部分对安全有效性影响的分析研究资料？　医疗器械设计开发的过程，是从用户的需求进行设计输入，到设计开发的过程，再到设计输出的整个全流程。在设计输出后，要进行设计验证，以验证设计输入。121 号文件中规定，研究资料需涵盖台架试验测试、动物实验等实验室研究资料，这些都是设计验证资料的一部分。同样在医疗器械开发完成以后，还需要进行产品的设计确认。无论是临床评价还是免于临床评价，可用性评价都是设计确认的一种方式。在免于临床评价的过程中，可以通过动物实验模拟和验证临床试验的预期的使用效果。由于在对比过程中所识别的差异，以及差异支持性资料，无须在非临床研究资料（设计验证资料）中提交，所以按照指导原则中对比说明的要求，需撰写免于临床评价报告进行撰写，并将差异性资料一并提交。

（1）部分组件在免于临床目录，是否可以部分走临床评价？　《医疗器械临床评价指导原则》中提到，如有免于进行临床评价部分的组件，可以进行说明。也就是说，如果申报产品的部分组件或者部分适应证列入了免于临床评价目录，则可以选择这一部分的组件或者这一部分适应证进行免于临床评价。而其他部分依旧正常开展临床评价。这需要在临床评价的范围部分进行明确，并且说明免于临床评价的组件和临床评价的组件联用时，是否会产生互相影响。

（2）两个组件都在目录中，是否可以直接进行各自对比？　该问题意味着两个组件各自对应着目录中的一个产品，是否可以直接按照免于临床评价进行？答案是不一定，比如两个组件虽然都在免于临床评价的目录中。但是当把这两个组件联合使用后，可能产生相互作用，并且影响临床应用，则不能够认为其符合免于临床评价的要求。或者通过进一步分析，会发现一般情况下国内没有已上市具有相同适用范围的同类产品的。因此，哪怕两个组件都在免于临床评价目录内，但是因为无法找到已上市的同类产品，依旧不能进行免于临床评价。例如，一款一次性使用的球囊扩张器，其切割电极设计与常规切割电极存在差异，其扩张是在切割的基础上实现的，就出现了一加一可能大于二的情形，则不能分别跟免于临床评价目录中产品进行对比；一款光学组合产品，其两个部件之间共用光路，这也就导致了其中一种产品设计跟常规设计存在差异，即一加一不等二的个别情况，在这种情况下也不能简单地进行对比说明。

目标检测

答案解析

一、选择题

1. 免于进行临床评价是（ ）《医疗器械监督管理条例》的要求。

    A. 第650号   B. 第739号   C. 第680号   D. 第570号

2. 免于进行临床评价的医疗器械目录由（ ）制定。

    A. 国务院   B. 法院

    C. 药检所   D. 国家药品监督管理局

3. 《列入免于进行临床评价医疗器械目录产品对比说明技术指导原则》适用于（ ）。

    A. 第一类医疗器械

    B. 第二类、第三类医疗器械

    C. 列入《免于临床评价医疗器械目录》的第二类、第三类医疗器械

    D. 列入《免于临床评价医疗器械目录》的体外诊断试剂

4. 若经对比，申报产品与对比产品存在差异，还应提交（ ）。

    A. 等同性对比资料

    B. 差异性分析报告

    C. 差异部分对安全有效性影响的分析研究资料

    D. 差异部分的生物有效性研究资料

5. 现行的《免于临床评价医疗器械目录》是（ ）。

    A. 第4号   B. 第71号   C. 第47号   D. 第14号

二、思考题

1. 某注册产品不在免于临床评价医疗器械目录中，其是否一定要进行临床评价？

2. 请尝试描述，对某注册申报产品确认其是否可以免于临床评价的流程及考量因素。

书网融合……

本章小结

第七章　临床评价报告的撰写

学习目标

1. **掌握**　临床评价报告的框架及内容。
2. **熟悉**　通过等同器械数据进行同品种临床评价的方法。
3. **了解**　通过可比器械数据进行同品种临床评价的方法。
4. 具有撰写临床评价报告的能力。

临床评价报告从结构上可以分为正文的 7 部分内容。正文之前，在目录中有一部分没有编号的内容，一般包含图目录、表目录、参引资料目录、缩略词表和定义列表。进入正文部分，第 1 部分是产品描述和研发背景。第 2 部分描述临床评价范围。第 3 部分给出了临床评价路径的选择。第 4 部分也是关键部分，是通过临床数据进行分析评价，如果通过同品种路径，在该章节需要详细地论述等同器械的临床数据收集评估和分析过程以及结果；如果通过临床试验数据路径，该部分内容也是在第四章节呈现。第 5 部分就是整个临床评价的结论。第 6 部分是关于临床评价人员资格的描述。第 7 部分是其他需要说明的问题（如适用）。

当然，对于临床评价报告具体描述的内容，也可以将以上章节进一步拆分。例如第 7 部分，可以单独列为参考文献，并增设第 8 部分，补充正文中未大量提及的相关附录。

第一节　产品的描述和研发背景

一、概述

临床评价报告正文的第 1 部分为产品的描述和研发背景，阐明申报产品的基本信息、研发背景、适用范围、已有的诊断或治疗方法及临床应用情况等，需涵盖以下方面的适用部分：①产品基本信息，如结构组成、材料、软件等；②适用范围；③研发背景与目的；④工作原理和（或）作用机制及涉及的科学概念，尤其是器械关键设计特征旨在达到的临床目的以及如何实现其临床目的；⑤现有的诊断或治疗方法、涉及的产品（如有）及临床应用情况；⑥申报器械与现有诊断或治疗方法的关系；⑦预期达到的临床疗效；⑧预期的临床优势。

该部分内容相比于 2015 年版的指导原则属于新增的要求。首先需要明白，为何要进行产品描述和研发背景的阐述？单独描述产品名称与适用范围，往往无法直观地了解产品。所以为了更清晰地了解申报产品，需要对其基本信息、研发背景、适用范围、已有的诊断或治疗方法、临床应用等情况进行详细的阐述。同时通过基本信息和研发背景的论述，也有助于识别和判断申报产品是否为高风险医疗器械，是否为新型医疗器械，是否需要临床试验。总体来说，这一部分论述，一方面是助力审评员更好地了解申报产品，另一方面也在协助申请人更好地梳理产品相关的信息，从而对临床评价路径做出准确判断。

二、产品的基本信息

该部分内容通过整理汇总成表 7-1。从表中可以看出，第一项是列出产品名，在这里包括产品的通用名以及商品名，即推向市场时所用的名称，需要进行相应的列举。如果是进口产品，可以列举产品的英文名称，所有这些名称的设定均要符合相关的法规要求。同时这些名称也便于在后续临床数据收集阶段的检索策略的制定。

表 7-1　申报产品信息表

申报产品		
产品名	产品通用名称	
	推向市场时所适用的名称（商品名）	
	英文名称	
	简称	撰写提示：如果器械名称过长，可以考虑全篇用简称
规格型号		
境外注册证号		
境外上市时间		
结构组成（包括软件及附件等）		
材料（如包含药物成分（已上市或者新药）、组织或者血液制品等）		
灭菌/非灭菌		
生产企业		
技术特征		
临床评价涵盖的范围		

除了产品名，还需要列举产品的规格型号以及结构组成。如果是已经在境外上市的产品，在表中可以列出境外上市时间以及注册证号。在结构组成部分，重点要关注的是软件和附件。若有软件，需要写明什么软件以及版本型号。若有附件，需要列明具体有哪些附件，而不只是主机。在材料部分，尤其关注的是，若包含药物成分，需要列明药物成分的名称以及是否已经上市。若包含了组织成分或者血液制品，也需要进行相应列明。

同时还需要阐明，申报产品是灭菌产品还是非灭菌产品，技术特征如何。生产企业以及整个的临床评价报告所涵盖的范围。在完成产品的基本信息归纳后，便进入第 2 部分，适用范围及临床使用的相关信息的撰写。

三、适用范围及临床使用相关信息

该部分包含的内容：①适应证，包括器械预防、诊断、缓解、治疗或者监护的疾病或症状；②适用人群，如年龄、性别、体重等对适用人群的限定；③适用部位，如临床应用的具体人体部位、器官、组织、体液等；④与人体接触方式和时间，如植入或体表接触、接触时间、接触次数等；⑤疾病的严重程度和阶段，如疾病的名称、分型、分期、严重程度等；⑥使用条件，如使用环境不同（家用、医院等），配合使用的器械或药品，使用者要求等；⑦重复使用，如可否重复使用、可重复使用的次数和时间等；⑧使用方法；⑨禁忌证；⑩警告及预防措施；⑪其他。

产品的适用范围通常从说明书中提取。这一部分一共包含 11 项的内容。除了适应证，还需要描述适用人群，通过年龄、性别、体重等对适用人群进行相应限定。例如，器械的使用对于人群的体重、妊娠状态等是否有相应的限制，如果有限制，也需要在适用人群这一部分进行描述。同时还需要描述产品的适用部位，即针对哪个器官、哪个部位，是否用于某一类型的组织，并进行相应的说明。与人体接触的方式和时间方面，要表明产品是短期接触还是长期植入。在疾病的严重程度和阶段部分，需根据实际情况进行描述，产品不区分疾病的分级程度；倘若产品有所区分，则需要列明相应的分级。例如，用于心脏病的器械，可能要列明用于哪一个级别的心脏病程度。

除此之外，还需要描述器械的使用条件——是家用还是医用。医用和家用所面临的环境不同，对风险的控制也不相同。在医院使用，由专业的医护人员进行操作，家用则风险更高，属于由非专业医护人员进行相应的操作。所以对于家用的医疗器械，相关的风险和受益在后文需要进行额外分析。除此之外，还需阐明产品的重复使用情况，是一次性使用还是重复使用，如果重复使用，次数和时间如何确定。

对于使用方法也需要进行详尽阐述，这有助于判断申报器械是否存在新的使用方法。如植入器械，使用了全新的植入通道，可能会因为术式的不同而被要求去开展临床试验。关于禁忌证、警告和预防措施，需要跟说明书中相关内容保持一致。

通过上述内容可知，在明确产品描述和研发背景部分涵盖 8 项内容；适用范围及临床使用信息需要具体描述 11 项相关的内容。需要注意的是，该部分的 11 项内容并不适用于所有产品，实际申报时需要根据产品的具体情况进行确定。同样地，如果有需要额外补充的内容，也可以增加第 11 项"其他"部分。

四、研发背景与目的

关于产品描述和研发背景的第 3 部分，是要进行研发背景和目的的描述。在这个部分，需要列明产品在设计开发阶段的参考依据。对于研发背景和目的的阐述，可以帮助审评员了解整个产品的技术研发背景以及技术演变的过程。

五、工作原理和（或）作用机制及涉及的科学概念

此处需要阐述产品具体的工作原理。例如，若产品使用了 AI 算法，就需要阐明具体算法的形成。同时在这一部分，还需阐明器械关键的设计特征，以及旨在达到的临床目的，要对这一过程进行相应的论述。

（1）现有的诊断或治疗方法、涉及的产品（如有）及临床应用情况。
（2）申报器械与现有诊断或治疗方法的关系。
（3）申报产品预期达到的临床疗效。
（4）申报产品预期的临床优势。

六、其他

产品描述和研发背景的第 5~8 部分是一个逐层递进的。从上述标题可以看出，其内容具有一定的相似度，下面针对其中的逻辑关系进行说明。

首先，在前几部分，需要描述申报产品的基本信息、适用范围、研发背景与目的，以及工作原理和（或）作用机制及涉及的科学概念。那么，现有诊疗方法所涉及的产品，其临床应用情况如何，将在第 5 部分先针对现有的诊疗方法背景进行综合阐述。

　　接下来在第6部分就是描述申报产品跟现有诊疗方法之间的关系，判断创新、模仿还是改进。所以，如果申报产品具有新功能，则需要对创新点进行描述；如果是在现有产品的基础上进行的改进，则需要对改进点进行相应的阐述；如果只是单纯地仿制，也可以阐明该产品的类型。此外，还需要表明申报产品的地位和作用，是联合现有的诊疗方法，还是辅助现有诊疗方法，亦或替代现有诊疗方法。这都需要在第6部分进行相应的阐述。

　　在这里可能会有所疑问，如果申报产品有十多个功能，是否所有的功能都需要去描述？答案是肯定的，所有的功能都需要描述，但是详略程度可以有所不同。如果某一个功能是新功能，是现有方法的创新点，则需要对该功能对应的创新点进行详细的描述。在第6部分，需要额外关注申报产品的新需求，因为申报产品有可能用于已知的临床需求，也可能用于未被满足的临床需要。它可能为临床诊断或者治疗提供不同的选择，也可能是一种改进或者仿制。如果涉及创新，则需要根据创新的情况判定究竟要通过临床试验生成新的临床数据，还是通过等同性论证即可提供相应证据。对于后一种也就是改进或者仿制的产品，通常通过等同性论证的方式来开展后续的评价。

　　第7部分进一步描述申报产品预期达到的临床疗效。在这个阶段，首先要明确申报产品属于诊断类、治疗类、监护类还是理疗类。如果是治疗类的产品，需要重点去关注是否可以降低死亡率，是否可以改善功能，还是能够缓解症状，缓解什么症状；是否能够提高生活的质量，是否能够降低某种功能丧失的可能性。在这里需要明确是对症治疗还是根治性的治疗，对于诊断类产品，在此需要描述的它是用于疾病的预测、检查、诊断还是识别。不同的功能，可能意味着对于评价方式以及收集数据分析的针对性有所不同。

　　第8部分是申报产品预期的临床优势，在这里可以围绕着临床安全有效性的提高以及使用便利性的改善进行相应的描述。可以说第5~8部分，它们之间是一个逐层递进的关系，帮助每一个进行临床评价的工作人员不但可以了解申报产品，还可以了解相关同类产品的情况、相应的诊疗方法和技术背景。

　　产品描述和研发背景方面通过上述1~8部分进行了详细说明。接下来就是临床评价报告的第2部分——临床评价的范围。

第二节　临床评价的范围

　　临床评价的范围主要分为两种情况考虑：①根据申报产品的技术特征、适用范围明确临床评价所涵盖的范围；②列出可以免于进行临床评价的产品组成部分。如果整个注册单元中包含了免于临床目录的组件，则需要进行相应的列明。除此之外，还需论述免于进行临床评价部分与其他部分之间联用是否有影响。如果有影响，则需要说明，甚至可能改变评价的路径。如果两部分的联用对产品的安全有效性没有产生不利影响，那么这两个或者几个不同的组件可以选择各自的评价路径。也就是说，有的组件选择免于临床评价路径，有的组件选择同品种临床评价路径，甚至选择临床试验路径。

第三节　临床评价的路径

　　按照《临床评价技术指导原则》，在描述完临床评价的范围，需进行临床评价路径的选择。基于对产品描述和研发背景的论述，能够更为准确地判断出申报产品究竟该选择哪个临床评价路径。

　　临床评价路径可以选择一种及一种以上的组合。在第二章里，已经多次阐明临床评价路径分为同品种临床评价和临床试验路径。根据已有数据的充分度不同，可以选择单一的同品种路径，也可以选择同品种临床评价并补充临床试验。同样，也可以选择单独的临床试验路径作为主要的证据进行临床评价。在经过临床路径的选择和判定后，报告撰写的过程中，这一章节只需进行相应内容的选择。

从上述第一条可以看到，如果是通过同品种医疗器械临床数据进行分析和评价，首先要判断是只通过等同器械作为对比器械还是增加了可比器械。如果没有选择可比器械，在这里直接选择否即可。在通过等同器械的临床数据进行临床评价时，需判定等同器械和申报产品之间是否具有相同的技术特征和生物学特性，是否有充分的科学证据证明二者具有相同的安全有效性。若技术特征和生物学特性相似或不同，或没有充分的科学证据，往往需要补充可比器械，或补充临床试验数据。若都不补充，意味着同品种临床评价的路径不可行，需要选择其他的路径。在进行临床试验路径时，根据三种情况进行对应选择：在中国境内开展的临床试验、在境外开展的临床试验以及在境内外多区域开展的临床试验。

第四节　通过同品种临床数据进行分析评价

在确认申报产品可以通过同品种临床评价路径进行后，需考虑同品种临床评价路径该如何进行。在开展同品种临床评价前，首先要了解同品种临床评价的四个关键步骤。第一个步骤是选择对比器械。在通过市场调研后，选择一个或多个候选的对比器械，然后对申报产品和对比器械的三大特征进行对比，包括适用范围、技术特征以及生物学特性。在对比的过程中，需选定对比项目，还需考虑对比项目是否完整，对比是否充分。当对比完成后，会判断出有差异的对比项，也会判定相同的对比项。如果最终判定申报产品和对比器械满足等同器械的判定要求，就可以直接选用对应等同器械的临床数据，进行收集、评估和分析，并外推至申报产品的安全有效性。在这个过程中，需充分考虑数据收集的充分性，提交的该部分数据是用作完整的论证申报产品的安全有效性，还是仅仅作为证据的一部分。当论证两个产品之间存在差异时，需进一步分析和判断差异部分是否有充分的安全有效性证据，该部分证据可以来自非临床的证据，也可以来自临床证据。

一、通过等同器械的临床数据进行临床评价

1. 等同器械的基本信息　等同器械的选择需要考虑哪些因素？首先要明确，等同器械的选择目的是论证其与申报产品的等同性，进而利用等同器械的临床数据开展申报产品的临床评价。也就是说，最终是要将等同器械的数据外推至申报产品。为达成这一目的，在有多个器械可选的情况下，应选择与申报产品更为相似的产品作为等同器械。这里提到的等同器械，包含了等同器械和可比器械两种情形。选择更为相似的产品符合最小负担化原则。

若选择了多个等同器械，这个时候需要用多个等同器械共同论证申报产品的安全有效性，但这实际上增加了论证的难度。因为若要使用证据集合，就必须考虑不同的等同器械是否能够准确地判断其与申报产品的差异，是否有相应的科学证据，才能够使用其数据进行外延。当使用多个等同器械时，一定要指定一个最为相似的产品作为主要等同器械。针对差异性的部分，可以选择一个次要的等同器械或可比器械。然而，当这些不同的设计特征或适用范围，在申报产品中组合时不产生相互影响，可以较简单地选用 A 加 B 的组合。但如果这两个产品不能简单叠加，其设计特征或者适用范围在组合时产生相互影响，则能够进行证据的叠加和外推。所以在选择多个器械共同论证时，是有一定的适用条件。

在判断两个产品等同性论证的过程中，具体的对比项目包括哪些？如何进行对比？对比过程中支持性资料应该如何撰写？对比得出的差异性证据又应从哪些方面进行准备？

2. 等同性论证的对比项目　首先，在等同性论证的过程中，需要就对比基本信息进行阐述，主要包括 6 个方面的内容：产品的名称、注册证号、结构组成、适用范围、生产企业以及技术特征。在列明了对比器械的基本信息后，便可进入三大特征的对比。在上一章已对三大特征已经做出说明，包括对比适用范围及临床使用相关信息的 11 项的内容，技术特征的四大类内容和生物学特性。

在适用范围对比这部分，需要对适用范围、适用人群、适用部位等进行说明。技术特征部分，主要包括设计信息、材料、能源、产品性能、功能以及一些关键的技术特征。生物学特征方面，生物相容性无须再进行对比，只需根据适用性对比与降解性能、生物学反应相关的生物学的特征。技术特征包括设计信息、材料、能源、产品性能、功能及其他关键技术特征等方面内容。设计信息，需要阐明产品的工作原理和作用机制，还包括器械的设计特征以及相关的依据。如果申报产品有重大的特性，也需要进行相应的阐述。对于材料部分，重点关注化学组成，识别添加剂、着色剂、涂层或者表面改进剂。需要注意到的是，不需要进行生产工艺的对比，但是需要描述产品的材料生产加工方式及状态/形态。例如，要描述该产品生产方式是锻造还是铸造，产品存在形态是无定形还是结晶，因为这些生产方式或者产品存在形态可能影响产品安全有效性。若是涉及相应的生物制剂以及药物等，也需要在材料部分进行相应的阐述。能源部分重点在于器械的能源传递，是否使用了电池以及对于患者或者医务人员有影响的能源传递，例如 X 线、激光、射频超声等。

（1）适用范围的对比　适用范围由注册申请人提出，反映在其提供的说明书、产品技术文件和其他信息文件中，包括申报产品在何种临床使用条件下实现哪些具体医疗目的。适用范围相关信息一般包括适应证、适用人群、适用部位、与人体接触方式和时间、适用的疾病的阶段和程度、使用条件、重复使用等。对于具体的医疗器械，由于其设计特征、临床目的、使用经验的不同，以上信息可能是适用范围的组成部分，也可能是适用范围的影响因素。

适用范围对比过程中具体应如何比较？首先需要进行适用范围的对比，也要进行临床使用相关的对比。对于相同的对比项，需要给出相应的描述，并且提供相应的支持性资料。同时在对比过程中，如果识别出差异，就需要进行科学评价。对于申报产品和对比器械之间的差异需要进行充分的识别和详细阐述，最终展开科学评价，做出等同与否的判定。在对比过程中可以关注到，适用范围描述的差异，不一定就判定为适用范围不同。相反的，适用范围描述相同，也可能判定使用范围不同。接下来通过几个例子进行说明。

案例 1　申报产品为 α-氰基丙烯酸酯类医用黏合剂，其适用范围为"在其他方法无效的情况下体内组织创面的辅助黏合封闭"，所选对比器械的适用范围为"用于体表切口的局部封闭"。与对比器械相比，申报产品增加了体内使用的相关风险，临床安全有效性具有显著差异，因此，认为对比器械与申报产品的适用范围不同。

案例 2　申报产品为高压氧舱，其适用范围为"用于婴幼儿缺血、缺氧性疾病的治疗"，所选对比器械"用于成人缺血、缺氧性疾病的治疗"，考虑到婴幼儿和成人在耐受性等方面需要考虑的安全性问题虽有类似，但程度明显不同，婴幼儿人群使用所面临的风险较高，二者间临床安全有效性具有显著差异。因此认为对比医疗器械与申报产品的适用范围不同。

案例 3　常规设计的非骨水泥固定髋关节假体，适用范围可描述为"作为非骨水泥型髋关节假体，适用于具有髋关节置换术适应证的骨骼成熟患者的髋关节置换，以恢复关节功能，缓解疼痛"。该类产品的适应证可包括原发性退变性髋关节骨关节炎、股骨头缺血性坏死进入第Ⅳ期、类风湿关节炎或强直性脊柱炎等全身疾病累及髋关节、髋部创伤后骨关节炎，均为髋关节置换术的适应证，从髋关节置换适用性的角度，具有同质性。当申报产品与对比器械均在上述适应证的范围内，但二者存在差异时，注册申请人可经充分论证，证明申报产品与对比器械在适应证存在差异的情形下，具有相同的适用范围。

案例 4　常规设计的强脉冲光治疗仪，适用范围可描述为"用于良性色素性表皮和皮肤病变、良性皮肤血管性病变及脱毛的治疗"。该类产品的适应证可包括雀斑、老年斑、黄褐斑、毛细血管扩张症、红斑性痤疮。当申报产品与对比器械均在上述适应证的范围内，但二者存在差异时，注册申请人可经充分论证，证明适应证的差异将不引起适用范围的不同。

对于上述案例需要重点注意：申报产品与对比器械在适用范围的差异可能引起但并非均会导致适用范围的不同。如申报产品与对比医疗器械虽具有不同的适应证，但对于产品的使用，不同的适应证之间具有同质性，则可认为二者具有相同的适用范围。

（2）技术特征以及生物学特性的对比　在进行技术特征和生物学特性对比之前，首先要明确适用范围相同还是相似。对于技术特征和生物学特性的对比项选择，可以结合产品的研发背景、设计特征、关键技术适用范围和风险程度来进行，选择后需要进行详细的阐述。

当申报产品和对比器械在技术特征和生物学特性对比过程中完全相同时，需要提供相同的支持性资料。如果存在差异，则需要提交充分的科学证据论证差异是否影响产品的安全有效性。随着差异程度的增大，特别是显著影响产品安全有效性时，在进行等同性论证过程中所需要的科学证据将进一步增加。因此，应该尽可能地选择跟申报产品相似的产品作为对比器械，这样更容易论证二者的差异不会引起不同的安全有效性问题。基于此，应尽可能选择跟申报产品相似的产品作为对比器械，这样更容易论证二者的差异不会引起安全有效性问题。

申报产品与对比器械在技术特征和（或）生物学特性的各方面都可能存在差异，某一方面的差异是否会引发安全有效性问题，因具体情形而异。

在具体对比过程中，以无源医疗器械的主要组成材料为例，应如何对比？

一般情况下，我们会优先选择适用范围、结构组成与申报产品最为相似的产品作为对比器械。然而，在某些情况下，尽管申报产品在主要组成材料上与等同器械存在差异，但其所用材料已在具有相同适用范围的同类产品中得到应用，此时若选择了不同材料的产品作为对比器械，那么应如何对比材料的差异呢？注册申请人可从以下方面进行论述：材料变化对该产品临床安全有效性的影响、材料性能差异、材料与结构的相互作用、使用该材料的具有相同适用范围的已在境内上市的同类产品的数据等，对以上内容进行充分分析，有可能得出"申报产品与对比器械相比，未出现可能引发重大风险或显著影响有效性问题"的结论。此种情形下，注册申请人选择的对比器械可能是申报产品的前代产品，或者在设计特征上与申报产品最为接近的产品，而不是简单地基于材料相似性选择，这反映了在评估过程中对产品整体性能和安全性的综合考量。

技术特征、生物学特性的差异判定案例——注册申请人未优先选择制造材料最为相似的已上市产品作为对比器械。而是选择申报产品的前代产品作为对比器械，或者其设计特征（如结构）与申报产品最为相似，但是材料有所不同。

案例 1　常规设计的髋关节假体组件——股骨柄，其主要制造材料由前代产品的不锈钢更换为钛合金，结构不变或仅进行微小改进。由于钛合金已广泛应用于其他已获准上市的股骨柄并已有充分的相关数据，注册申请人可考虑使用不锈钢材料制造的前代产品作为对比器械进行等同性论证。

案例 2　申报产品为泌尿导管，在前代产品的基础上增加亲水涂层，该涂层已用于其他已获准上市的泌尿导管并已有充分的相关数据。由于涂层已应用于其他已获准上市的泌尿导管并已有充分的相关数据，注册申请人可考虑使用不无涂层的前代产品作为对比器械进行等同性论证。

对于无源医疗器械，主要组成材料的不同可能引起产品技术特征、生物学特性的不同。特别是申报产品所用材料尚未用于已上市同类产品的情形，申报产品可能出现选择的对比器械不存在的、可能引发重大风险和（或）引起显著影响有效性的问题，例如，隐形眼镜多功能护理液使用的消毒剂尚未用于具有相同适用范围的已上市产品。在这种情况下，能否进行同品种临床评价，需要进行深入的分析评估，并与审评部门沟通确认，才能明确是否能够继续采用同品种评价方式。

3. 等同性论证的支持性资料　无论是等同项还是差异项，都必须提供相应的支持性资料。支持性资料必须要满足准确可靠、完整可追溯的要求，需要标注支持性资料来自哪一份文件、哪一个章节标签页码，便于保证每一个数据的可溯源性。

在必要的时候，支持性资料除了数据结果之外，还需要包含数据产生的过程。所有的数据必须是来自具有良好控制的实验室，在极少数的情况下才可以去采用一般性的描述。没有详细数据支持的科学性评价报告不能够作为支持性资料。对于未经证实的观点，仅作为个人观点或者内部意见，也不能够作为支持性资料。所以一般性描述，行业的普遍性共识，只是作为极少数情况下可应用的支持性资料。在等同性论证的过程中，必须选择科学有效的证据作为支持性资料。

支持性资料可以是公开发表的文献、数据、信息等；可来自注册申请人进行的实验室测试、计算机模拟研究、动物实验等；可为注册申请人前代产品或同系列产品的数据和信息；也可以是注册申请人授权使用的同品种产品非公开数据和信息（需提供数据使用授权书，以保证数据来源的合法性）。

这里提到的实验室测试等，更多的是指申报产品自身的数据。同时也可以借用前代产品以及同系列产品的相关数据。除了上述注册申请人自己生成数据外，还可以使用其他注册申请人授权使用的同品种器械的非公开数据信息。需要注意的是，使用的同品种器械的公开数据信息是不需要获得授权，但使用非公开的数据信息，需要获得授权书以确保数据来源的合法性。

医疗器械的研发和改进是渐进式的发展。所以在申报器械的整个研发过程中，从一开始就要全面、客观、有序地收集对比器械的相关信息和数据，这样有助于申报产品的所有研发设计都有相应依据，也便于整个临床评价过程中，对产品的描述和研发背景的论述更为详尽。

4. 差异性论证　若存在差异，需提供证明申报产品与对比器械具有相同安全有效性的科学证据：①差异的总结；②差异的评价及判定（是否引发不同的安全性和有效性问题）；③针对差异性部分的科学证据列表；④科学证据的支持性资料。

通过三大特征的对比，首先需要对差异进行总结，包括：哪些有差异，哪些没有差异；对差异进行评价和判定，即判断这些差异是否引发不同的安全和有效性的问题；为了便于查看，建议针对差异性部分的证据通过列表展示。

科学证据的支持性资料，该部分在指导原则中也有详细的要求——以附件的形式提交研究方案和报告，建议包括以下内容：研究项目、研究方法/过程（包括样本描述、样本量、测试器械以及任何使用的标准等）、预先定义的通过/失败标准以及标准的设定理由、结果总结、定量测试的试验结果可包括平均值、标准差、最大值和最小值等、说明是否满足预先定义的接受准则、对测试失败和（或）偏离提供简要的解释；结果的讨论等。若上述内容在非临床资料中已提供，可直接引用。从上面内容，可以认识到实验室数据的重要性。这也提醒我们在进行设计开发时，注重实验室关资料的整理。如果在实验完成后，再去倒推进行相应资料的准备将会比较困难。

5. 等同器械临床数据的分析　在明确了等同性论证对比的项目、对比的方式、支持性资料的类型以及差异性证据的准备工作之后，接下来将阐述同品种临床评价的临床数据部分。其主要涵盖三个问题：临床数据收集的类型，从哪里收集临床数据，以及如何收集临床数据。

（1）临床数据的收集　在医疗器械的临床数据收集过程中，数据来源可以多样化，通常分为临床文献数据、临床经验数据和临床试验数据三种类型。这些数据的所有权可能属于不同的实体，可能是注册申请人自己持有，也可能是第三方持有或者国家数据库持有。在收集临床数据时，由于数据来源的多样性，我们可能会面临不同的收集对象，包括上市前或者上市后的数据，这种多样性和时间跨度的结合，意味着在最复杂的情况下，我们可能需要从多达12种不同的来源收集数据，以确保数据的全面性和准确性，从而为医疗器械的安全性和有效性提供坚实的证据基础。

在撰写同品种医疗器械的临床评价报告时，临床数据部分应详细描述。其中申报产品的临床数据包含五个关键部分：非临床研究资料、未发表的临床试验资料、临床文献、不良事件和严重不良事件相关信息，以及与临床风险相关的纠正措施。相比之下，同品种医疗器械的临床数据则不包括非临床研究资料，因而只涉及其他四个部分。需要注意的是，无论数据来源于境内还是境外，是申请人持有还是公开发表，所有的临床数据都必须确保是合法获得的，以保证临床评价的准确性和可靠性。

（2）临床文献数据的收集　临床文献数据收集的过程中，应尽量做到查全查准。通常检索会用到以下几个数据库：CNKI，万方，PMC，PubMed（Medline），Embase，Schience Direct，Springerlink 数据库；Cochrane Library，行业协会数据等；ClinicalTrials. gov，ChiCTR（中国临床试验注册中心），ICTRP（WHO国际临床试验注册平台）；专业数据库（诊断测试索引数据库 MEDION），骨关节登记。

临床试验一般分为两种结果的呈现形式：一种是发表为临床文献，另一种是以临床试验方案和报告的形式。上述两种类型的临床资料都需要进行全面的收集，根据临床试验的类型，对收集的临床证据进行评估，并且展开定性或定量分析，同时真实世界数据也可以作为临床数据的一部分加以使用。

临床文献的收集和分析过程，大概会经历以下几个阶段（图7-1）：前期先评估申报产品的相关文献以确定同品种器械，制定检索策略，撰写文献检索和筛选方案，进而开展首次的预检索，通过预检索的结果再调整检索策略；正式检索后输出标题和摘要，开始第一轮的筛选，下载全文，进行二轮筛选；二轮筛选后对纳入的文献进行数据提取，并进行数据核查，撰写文献检索和筛选报告；根据提取的数据开展定性分析或定量分析，进行安全有效性以及临床性能总结，进而完成整个临床评价报告的撰写。

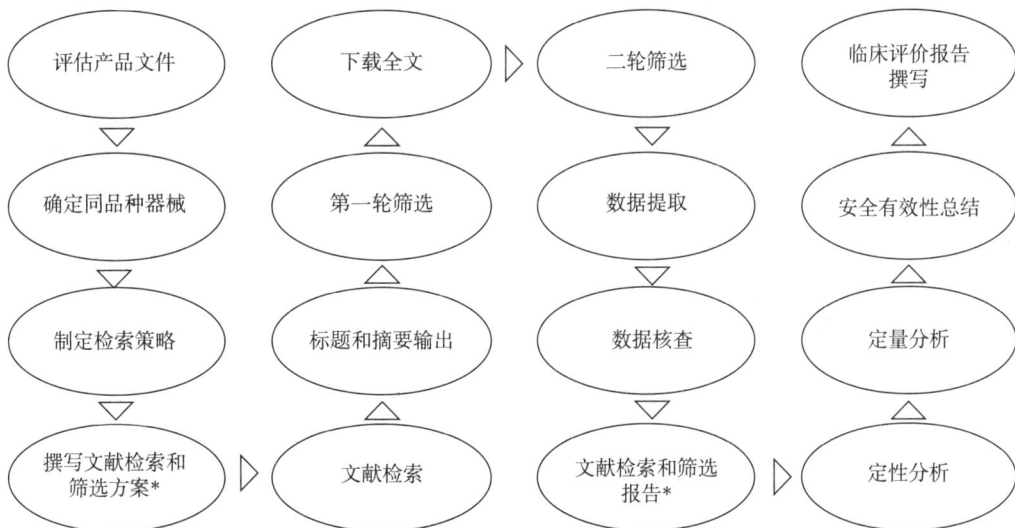

图7-1　临床文献收集和检索过程

*为重要步骤

文献检索与筛选方案以及文献检索与筛选报告，在《医疗器械临床评价技术指导原则》中有相应的要求。上文也列出了常用的中英文数据库，在选取文献时通过初筛和复筛两个流程来排除文献。需要注意的是，无论在哪个阶段排除文献，都需要列明排除理由。并且文献检索方案和筛选过程都要作为临床评价的资料提交。

（3）临床经验数据的收集　在医疗器械的临床评价报告中，申报产品或同品种医疗器械的临床数据来源于多个渠道，包括但不限于：上市后监测报告、登记数据或者病历数据［可能包含未发表的长期安全性、临床性能和（或）有效性数据］；由注册申请人或监管机构持有的不良事件数据库的数据；由注册申请人或监管机构持有的临床相关的纠正措施的详细信息；在临床文献以及临床试验中所识别出的良事件数据、风险数据。以上内容共同构成了临床经验数据集。

对于临床经验数据的收集途径，通常包括申请人企业数据库、国家数据库以及在临床文献、临床试验所识别出的相关数据、不良事件数据以及风险数据等。

临床经验数据的收集过程包括：通过等同性的论证确定同品种医疗器械，制定检索策略，进而检索本企业的数据库以及国家数据库（如 NMPA，FDA，MDA，Health Canada，TGA），在检索过程中做好检索记录，最后根据检索到的数据进行筛选分析并完成临床评价报告经验数据部分的撰写。

6. 等同器械临床数据的总结与评估　前面主要阐述了在整个临床评价报告的撰写过程中，有关产品描述和研发背景、临床评价范围、临床路径的选择、等同性论证的对比、支持性资料的提供、差异性资料的准备，以及临床数据的收集问题，包括如何检索和收集临床文献数据、临床试验数据以及临床经验数据。当这些数据都收集完毕后，具体该如何呈现呢？对应的便是临床评价报告中的等同器械临床数据的总结与评估部分。

（1）临床数据汇总表　首先，需要提交临床数据汇总表，要从安全性、有效性和临床性能三个方面对数据进行分类。有些产品无法单独区分临床性能，在此情况下，也能从安全性和有效性两方面进行数据的分类总结。值得注意的是，许多数据集同时包含安全性、临床性能和（或）有效性数据。对于临床试验数据、临床文献数据、临床经验数据中的重复部分，需进行剔除。可根据各数据集的贡献，对其进行排序。在分析的过程中，注册申请人需按照《医疗器械临床评价技术指导原则》的相关要求，进行文献检索，可以通过附件的形式提交文献检索方案、报告以及检索出的文献全文。对于临床经验数据，如适用，需提交上市后监测报告、基于临床经验数据（如登记数据等）的研究方案和报告、不良事件汇总表、临床相关的纠正措施等。对于临床试验数据，如适用，需提交临床试验方案、临床试验报告等。

（2）临床数据的评价标准及其确定依据　在针对临床数据进行评价之前，首先要了解临床研究的设计类型。只有对于每一个临床研究的类型及其对应的情况有所了解，才能够准确判断临床文献应该选用的适合评价量表。临床评价技术指导原则的附件5和附件6给出了证据评价的参考标准（图7-2）。可以选择牛津循证医学的评价标准进行5级的评价。同样，也能够根据临床文献或者临床试验所对应的临床研究类型选择其他合适的量表进行评价。

不同类型的数据评估标准：当某一数据集拥有的一级分级越多时，其提供的证据的权重就越大，但并不建议将各类情形的相对权重相加构成总分。

随机对照试验的质量评价工具：Cochrane 风险偏倚评估（ROB）工具（最常用），PEDro 量表，Delphi 清单，CASP 清单，Jadad 量表，Chalmers 量表，CONSORT 声明（不专用，但可以用）。

2.临床数据的评价标准及其确定依据

数据质量评估标准选用牛津循证医学中心制定的临床证据水平评价标准（2011年版，http://www.cebm.net/ocebm-levels-levels-of-evidence/，见表9）对临床研究数据进行了质量评估分类和评级。

2.1.牛津循证医学中心证据水平评价标准

表9·牛津循证医学中心证据水平评价标准

问题	第一步（1级*）	第二步（2级*）	第三步（3级*）	第四步（4级*）	第五步（5级*）
问题的普遍性是怎样的	局部区域和当下的随机样本调查（或人口普查）	针对与局部环境匹配的调查的系统性综述**	局部的非随机样本**	病例系列	N/A
该诊断性或者检测性检查是精准的吗？（诊断性）	针对贯穿应用参考标准和设盲的交叉横截面研究的系统性综述	贯穿应用参考标准和设盲的个体交叉横截面研究	非连续性研究或者没有贯穿应用参考标准的研究**	病例对照研究，或者差的参考标准，或者非独立的参考标准**	基于机理的推理
如果不进行治疗，将会发生什么？（预后性）	成立队列研究的系统性综述	成立队列研究	队列研究或对照随机试验**	病例系列或病例对照研究，或低预后质量的队列研究**	N/A
该干预是否有帮助？（接受治疗）	随机试验或单病例试验的系统性综述	随机试验或有动力效应的观察性研究	非随机对照队列或随访研究**	病例系列，病例对照研究或历史性对照研究**	基于机理的推理
通常的损害是什么？（治疗损害）	随机试验的系统性综述，嵌套的病例对照研究的系统性综述，你所提出疑问的受试者的单病例研究，或者有动力效应的观察性研究	个体随机对照试验或者（异常的）有动力学效应的观察性研究	非随机对照的队列研究、随访研究（上市后监测）提供足够的数量排除常见的危害。（随访期对于长期的损害的观察必须是充分的）**	病例系列，病例对照研究或历史性对照研究**	基于机理的推理
罕见的损害是什么？（治疗有害性）	随机试验或单病例对照试验的系统性综述	随机试验或者（异常的）有动力学效应的观察性研究			
该检测（早期探测）是值得的吗？（筛选）	随机试验的系统性综述	随机试验	非随机对照队列/随访研究**	病例系列，病例对照或历史性对照研究**	基于机理的推理

注：*研究质量、不精确、非直接（研究设计的人群、干预、比较和结局与研究问题不匹配），以及研究间的不一致性、很小的绝对效应都会导致证据等级的降低；如果研究有大的或者非常大的效应量，则证据水平将会上升。
**通常系统性综述的证据水平将高于单个的研究。

图7-2　牛津循证医学中心证据水平评价标准

观察性研究的质量评价工具：①NOS 量表（最常用），病例对照研究和队列研究；②CASP 清单：病例对照研究和队列研究；③JBI 标准，横断面研究；经验总结、案例分析及专家意见；④AHRQ；⑤Combie 横断面研究评价工具；⑥STROBE 声明；⑦STREGA 声明；⑧IHE 量表/NIH 量表，病例系列。

非随机对照实验性研究的质量评价工具：MINORS 条目，Reisch 评价工具，TREND 声明。

诊断性研究：QUADAS 工具，CASP 清单，STARD 声明。

动物实验：STAIR 清单，CAMARADES 清单，ARRIV 指南。

——参考《医疗器械临床评价技术指导原则》（2021 年第 73 号）附件 5

（3）数据适宜性和贡献度的评估方法　在对临床试验的研究类型进行准确判断的基础上，可以选择相应的量表进行评价判断。《医疗器械临床评价技术指导原则》附件 6 给出了数据适宜性和贡献度的评估标准。注册申请人可以表格形式，逐一列明不同来源数据与申报产品的相关性。适宜性：对产品临床评价关注问题的适宜性。贡献度：对证明产品安全性、临床性能和（或）有效性的贡献。对于临床数据，首先需要判断其适宜性，是否来源于申报产品，如果来源于申报产品，则评为 D1，如果来自等同器械或者可比器械，则评为 D2，如果数据来自除了这两种情形之外的其他产品，则评为 D3。

接下来需要判断其适用范围跟申报产品是否相同。如果相同，判定为 A1；如果跟申报产品的适用范围有轻微的不同，则判定为 A2；如果有重大的不同，则判定为 A3。同理，可以判定数据来源的患者人群是否可以代表预期使用的人群。同时还需进一步判断临床数据是否包含了合理的、客观的评估所需要的足够信息，若全面且高质量，则判定为 R1；若有微小的缺陷则评为 R2；若非常不充分并且数据之间存在矛盾，判定为 R3。该评估方法在分级系统最右列有明确的判定标准，可以根据其所对应的每一条适宜性判定标准和对应的说明，参考分级系统中的描述进行综合的判定。数据贡献度评价也是类似，不过从表中可以看出，适宜性评价标准是分为三级，数据贡献度评价只有两种回答，是或者否。

（4）等同器械临床数据的分析　在对临床数据进行了适宜性、贡献度以及质量评价之后，就进入临床数据的第三阶段——定性或者定量分析阶段。值得注意的是，并不是所有的产品都需要进行定量分析，指导原则中明确提出——对于低风险的产品或者技术成熟的产品，渐进性设计变更的产品是可以采用定性分析的方法的。无论是采用定量分析还是定性分析的方法，都需阐明选择的分析方法及以及选择的理由。

1）临床性能和（或）有效性　说明临床性能和（或）有效性评估的分析方法及其选择理由。通过定性或定量分析，论述纳入分析的数据如何共同论证产品的临床性能和（或）有效性，即结果的一致性、临床性能和（或）有效性的统计学意义；临床性能和（或）有效性的临床意义。

2）安全性　说明安全性评估的分析方法及其选择理由。通过定性或定量分析，论述纳入分析的数据如何共同论证产品的临床安全性，即结果的一致性、临床安全性的统计学意义；临床安全性的临床意义。对于安全性数据，除了分析文献中的相关的数据之外，还需要分析来自企业数据库和国家数据库中的相关信息。除了不良事件的数量发生率之外，还需要关注在各国的上市时间、累计的销售量以及判定不良事件是预期不良事件还是非预期不良事件，以及对应的控制措施。对于严重不良事件，还需要用列表的形式进行事件的描述、原因的分析、处理方式和处理结果的描述，并且判定是否与产品相关。

二、通过可比器械的临床数据进行临床评价

上述讲解了等同性论证以及等同性的临床数据收集、评估和分析的全过程。使用可比器械的临床数据进行临床评价，其整个的流程跟等同器械类似。可比器械指与申报产品适用范围、技术特征和生物学特性相似的产品。一般而言，可比器械还需要满足已在境内获准上市的要求。

可比器械的论证可以参考《医疗器械临床评价等同性论证技术指导原则》中提出的对比要求进行，注册申请人需按照指导原则提出的对比要求，详细阐述申报器械与对比器械在适用范围、技术特征和生物学特性方面的相同性和差异性（表7-1）。在此基础上，注册申请人需阐明可比器械临床数据在申报器械临床评价中的作用（如用于支持申报器械某一组件的安全性等），可使用可比器械的临床数据用于支持申报产品的部分临床评价，注册申请人作为申报产品临床证据的一部分。

表7-1　对比器械基本信息表（和等同器械相同）

对比项目	对比器械 1	对比器械 2（如有）
产品名称		
注册证号		
结构组成		
适用范围		
生产企业		
技术特征		

三、通过临床试验数据进行临床评价

前面阐述了等同器械以及可比器械，通过同品种医疗器械的临床数据进行临床评价的相关的要求。接下来将讲解如何使用临床试验数据撰写临床评价报告。

对于通过临床试验获取的临床数据进行临床评时，需要注意中国境内开展的临床试验必须符合 GCP 的要求，境外的临床试验数据在使用之前一定要判定其能够符合《接受医疗器械境外临床试验数据技术指导原则》的要求。在使用这些数据进行提交的时候，需要提交以下资料：临床试验方案、伦理委员会意见、知情同意书样稿、临床试验批件（如适用）、相关沟通交流记录（如适用）、临床试验报告、临床试验的设计依据等。

临床评价报告一般包含三部分的内容。第一部分是临床试验的设计依据，需要描述 6 个方面的内容：包含临床试验设计、临床试验背景、临床试验的具体目的、设计的类型、主次要的评价指标、是否有对照样本量的计算、随访时间等。第二部分是对临床试验进行相应的概述，包含 8 个方面的内容：临床试验机构信息、开展时间、临床试验目的、观察指标、入选/排除标准、样本量、随访时间和试验结果等。第三部分是临床试验资料，注册申请人需以附件的形式提供：伦理委员会意见、临床试验方案、知情同意书样稿、临床试验报告、临床试验方案的修改及修改理由（如适用）、临床试验批件（如适用）、相关沟通交流记录（如适用）、临床试验报告。注：对于提交多个临床试验的情形，应阐述各临床试验之间的关系，试验产品是否存在设计变更，并将多个试验和亚组人群的安全性和有效性数据汇总。

四、适用范围、说明书、标签等

阐明产品的适用范围、说明书和标签所述的临床使用信息是否均有适当的临床证据支持，是否包括可能影响产品使用的所有危害以及其他临床相关信息。临床使用的相关信息，一般包括使用方法、禁忌证、警告和预防措施。

需要注意的是，整个临床评价的目的不仅仅是完成临床评价报告，而是在这个过程中识别同品种的风险是否会在申报产品中出现。所以对于新识别的在风险管理文件中且没有考虑到的危害，需要采取相应的解决措施或描述额外的风险降低措施。例如，例如设计变更、说明书和标签修改等。

第五节　其　他

一、临床报告的结论部分

在完成等同性论证数据的收集、分析、评估，并且将临床证据、适用范围、标签与说明书进行相应关联判定后，即可得到临床评价结论。通过对临床证据与其他设计验证和确认文件、器械描述、标签、风险分析以及生产信息进行综合分析，可证明：①产品对安全和有效基本原则的符合性；②注册申请人宣称的安全性、临床性能和（或）有效性已被证明；③与患者受益相比，器械使用有关的风险可接受。对于预期需要开展上市后研究的产品，如《临床急需医疗器械附带条件批准上市技术指导原则》所述情形等，注册申请人可提交上市后研究方案概述。

二、临床报告对于临床评价人员的要求

新指导原则中新增了对于临床评价人员的专业经验和水平进行相应的阐述的要求。对临床评价和审

阅人员提出包括产品技术及使用学习内容、临床研究方法培训及资质（如临床试验设计、生物统计学）、预期诊疗疾病的诊断和管理学习内容相关三方面的要求。值得注意的是，这为我们指明了临床评价人员的培训和成长的方向，并非绝对的限定条件。以上要求既可以是一个人具备这三方面的能力，也可以是以小组团队组合的形式满足该方面的要求。

第六节　临床报告撰写要点

一、报告未写、策略先行

临床评价的成功在于前期需要有充分的策略评估。在每一个申报产品开始临床试验之前，应尽可能地总结并了解产品的基本信息，只有对申报产品和同品种产品的差异性进行充分的判断，对临床证据充分收集，才能更好地对产品是否能够顺利地开展同品种临床评价作出准确的评估。

二、同品种器械、对比器械、等同器械、可比器械的关系

对比器械为过程性概念，同品种器械为判定结果，包括等同器械和可比器械。等同器械和可比器械对应着两种不同情况，它们的临床数据作用不同。在这里需要注意的是，单独使用可比器械进行临床评价是不可行的。四者定义及关系可通过图 7-3 表示。

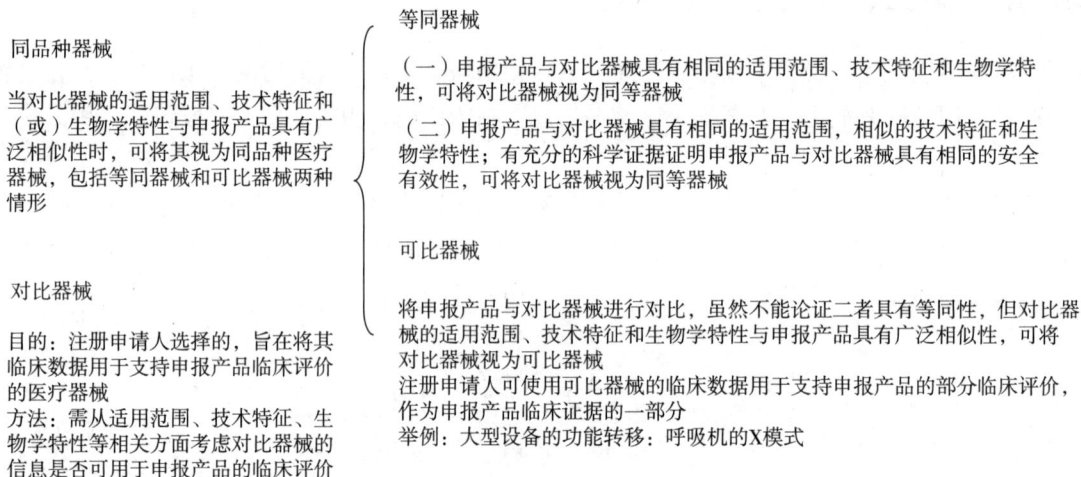

同品种器械

当对比器械的适用范围、技术特征和（或）生物学特性与申报产品具有广泛相似性时，可将其视为同品种医疗器械，包括等同器械和可比器械两种情形

等同器械

（一）申报产品与对比器械具有相同的适用范围、技术特征和生物学特性，可将对比器械视为同等器械

（二）申报产品与对比器械具有相同的适用范围，相似的技术特征和生物学特性；有充分的科学证据证明申报产品与对比器械具有相同的安全有效性，可将对比器械视为同等器械

对比器械

目的：注册申请人选择的，旨在将其临床数据用于支持申报产品临床评价的医疗器械

方法：需从适用范围、技术特征、生物学特性等相关方面考虑对比器械的信息是否可用于申报产品的临床评价

可比器械

将申报产品与对比器械进行对比，虽然不能论证二者具有等同性，但对比器械的适用范围、技术特征和生物学特性与申报产品具有广泛相似性，可将对比器械视为可比器械

注册申请人可使用可比器械的临床数据用于支持申报产品的部分临床评价，作为申报产品临床证据的一部分

举例：大型设备的功能转移：呼吸机的X模式

图 7-3　同品种器械、对比器械、等同器械、可比器械的定义及关系

同品种器械的选择考虑：确认同品种产品的安全有效性在现有认知下，是否已得到临床公认，风险受益是否在可接受范围内；充分识别同品种产品的临床有效性和使用风险，为申报产品的风险受益分析提供信息；充分识别同品种产品的临床风险，为风险管理（最小化临床风险）提供信息；基于同品种产品进行申报产品设计变更的依据；为部分非临床研究（如台架试验）测试结果的评价提供临床数据等。

三、同品种数据的来源以及授权

开展同品种临床评价，如使用了同品种产品非公开数据（如生产工艺、临床数据等），申请人应提交使用授权书，以保证数据来源的合法性。使用公开发表的数据，如公开发表的文献、数据、信息等，

不需要取得授权。

——《关于执行医疗器械和体外诊断试剂注册管理办法有关问题的通知》（食药监〔2015〕247号）《医疗器械注册管理法规解读之五》。

数据来源可以来自公开发表的文献，数据信息也可以来自实验室的测试，也可以来自计算机的模拟研究、动物实验以及前代产品相关的信息以及授权使用的相关信息。数据来源是多样化的，不能够单纯地因为必须要授权而阻拦选择合理的同品种临床评价路径。申请人在产品的设计开发阶段就需要收集前代或者同类产品的相关信息。当没有足够充分可比的前代或者同类产品信息时，确认数据就需要更加完善，也就要求在研发设计的过程中保持规范性，做到所有的设计和验证有据可依，结果留存可追溯。

目标检测

答案解析

一、选择题

1. 以下不属于临床评价的支持性材料的是（　　）。

    A. 未公开发表的文献
    B. 公开发表的文献
    C. 动物实验
    D. 注册申请人前代产品数据

2. 以下不属于差异性论证的是（　　）。

    A. 差异的总结
    B. 差异的评价及判定
    C. 针对差异性部分的科学证据列表
    D. 非科学证据的支持性资料

3. 以下不属于临床经验数据来源的是（　　）。

    A. 临床文献数据
    B. 上市后监测报告、登记数据或者病历数据
    C. 不良事件数据库的数据
    D. 临床相关的纠正措施的详细信息

4. （　　）不是产品注册时，注册申请人为论证产品对安全和有效基本原则的符合性所提供的数据。

    A. 使用临床评价产生的临床证据
    B. 设计验证和确认文件
    C. 风险分析以及生产信息
    D. 知情同意书

5. 《医疗器械临床评价报告撰写技术指导原则》不用于指导医疗器械的阶段是（　　）。

    A. 上市前临床评价
    B. 上市后临床评价
    C. 上市前临床评价报告
    D. 注册上市时

二、思考题

1. 临床评价报告总体框架应包含哪些内容？在撰写报告前应做哪些准备工作？

2. 请描述通过等同器械的临床数据进行临床评价，应如何撰写临床评价报告。

书网融合……

本章小结

第八章 临床评价中的典型案例分析

第一节 同品种临床评价案例分析

本节针对几种典型案例，结合同品种临床评价的法规要求进行分析。

一、3D 打印髋臼系统

髋臼系统是全髋关节置换术的组配型部件，通常用于骨骼成熟的患者初次或翻修非骨水泥髋关节置换术。髋臼系统组成部件较多，不同厂商提供的产品略有区别，一般由髋臼杯、髋臼内衬、松质骨螺钉组成。3D 打印髋臼系统指的是在传统机械工艺的基础上，采用一体成形 3D 打印基础制备髋臼系统的主体部件或部分辅助配件。

案例难点：作为一款高风险医疗器械，3D 打印髋臼系统在临床评价时面临着路径选择的挑战：是应直接通过同品种路径完成评价，还是必须通过耗时耗资的临床试验来验证其安全性和有效性？

（一）案例分析

背景情况分析如下。

【时间背景】该产品的临床评价工作始于 2018 年，当时相关的临床评价指导原则、决策流程图及路径推荐目录尚未发布。

【决策依据】由于缺乏明确的指导，企业基于过往经验，认为大多数 3D 打印植入产品均通过临床试验路径上市，且企业内部无合适的同品种器械可供对比，因此选择临床试验路径更为稳妥。

【临床试验设计】考虑到产品的高风险性和手术难度，临床试验方案设计严谨，计划招募 140 名受试者，进行为期 12 个月的五次随访，并涉及三家医疗机构。预计试验周期为两年半，费用超过 1500 万。然而，实际实施往往受多重因素影响，导致时间成本远超预期。

新指导原则下的重新评估：随着新的临床评价指导原则的发布，企业对该产品进行了重新评估，并探索了同品种临床评价路径的可能性。

【策略调整】企业采用组合对比策略，首先选择企业内部的前代产品作为参考，但因制造工艺的显著差异（传统工艺与 3D 打印工艺），无法满足等同性论证的要求。

【竞品对比】随后，企业选择了市场上另一家（B 公司）的 3D 打印髋臼系统作为竞品进行对比。两款产品在结构上相似，但材料使用不同。通过详细对比和差异性分析，企业旨在证明这些差异对产品的安全有效性不构成实质性影响。

在充分论证差异不影响安全有效性的基础上，企业成功通过同品种临床评价路径完成了该产品的临床评价，为未来的市场准入提供了有力支持。这一案例不仅展示了临床评价路径的灵活性，也强调了企业在面对新技术、新产品时，如何灵活运用现有资源和策略，以最高效、最合规的方式推进产品的上市进程。

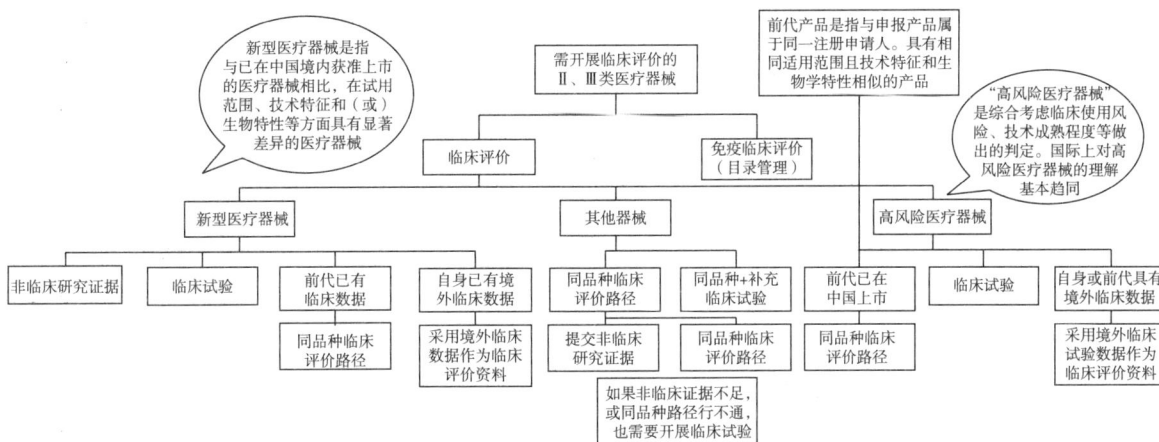

图 8 - 1　临床评价路径的选择流程

（二）知识链接

首先无论针对何种产品，均需要参考临床评价路径的推荐目录，以及医疗器械临床试验的决策流程图，判断该产品是否需要在中国开展新的临床试验。

高风险医疗器械的定义在临床评价导则中有明确的规定，但是在实际实施过程中，注册人更多地会参考三批共 22 个目录中列为临床试验路径下的产品，默认这些产品属于高风险医疗器械。如果这些高风险医疗器械已经有前代产品并在中国上市，那么就可以选择跟前代产品进行对比，以同品种临床评价路径进行临床评价。对于前代产品的选择，这里经常性地出现错误，即申请企业会认为研发时的参考品，一般其他公司的竞品是它的前代产品。而法规中要求前代产品必须是产品注册申请人的产品，并要求跟申报产品具有相同的适用范围，并且技术特征和生物学特性要满足相似的条件。如果所定义的前代产品和申报产品不属于同一个注册申请人，或者适用范围不相同，就不满足选用前代产品作为同品种器械以进行对比论证的临床评价策略。对于高风险医疗器械，在评估有前代产品的情形下，假设前代产品没有在中国上市，就要判断申报产品自身或者前代产品是否有境外临床试验数据。如果有，则可以用境外临床试验数据路径进行整个临床评价资料准备。

如果申报产品不是高风险医疗器械，就需要判定其是否为新型医疗器械。若是新型医疗器械，如果能够通过非临床证据，论证其符合安全性能的基本原则，则可以不做临床试验；或者能够建立前代产品和新型产品之间的等同性，也可以进行同品种临床评价。还有一种情况，该新型医疗器械在国外已有临床试验数据，则可以通过境外临床试验数据开展临床评价。如果不满足以上条件，就需要进入临床试验路径。

如果申报产品既不是高风险医疗器械，也不是新型医疗器械，是不是一定能够免于临床试验？不一定，如果其非临床证据不足，或者所选择的同品种器械，不能满足等同性判定，也需要开展临床试验。也就是说，进行同品种临床评价路径，必须要选择合适的、能够建立等同性的器械，并通过提交相应的临床数据以及非临床的验证资料，才能够确保同品种临床评价路径的实施。对于临床证据不足的情况，也可以通过同品种路径实施与补充临床试验相结合的组合路径。在充分了解医疗器械临床试验决策的整体流程后，才能更为准确地判断申报产品是否可以进行同品种临床评价。

二、手术机器人

手术机器人是近年来非常热门的医疗器械之一，目前各医院最常见的是达芬奇手术机器人，即使用机器人进行手术。初始多用于泌尿外科做前列腺的切削，随着软件系统的发展还有机械装置的进步，现在可以用于胸外科，包括食管癌和纵隔肿瘤的切除，以及普外科、直肠癌的肿瘤切除。也可以用于骨科方面，比如人工膝关节表面置换时，可以使用机器人做术前设计、术中截骨，能够做到误差小且精确。手术机器人/导航系统的工作原理通常涉及一个精密的机械臂和一套复杂的软件系统。机械臂能够执行外科医生在屏幕上操作的指令，而软件系统则能够提供实时的手术视野和导航，帮助医生避开重要的解剖结构，如神经和血管。这些系统通常与传统的成像技术，如 CT 扫描或 MRI，结合使用，以提供手术区域的详细视图。

（一）案例分析

该产品是一款手术机器人，首先调研其背景，发现国内没有上市的同类产品，即找不到同品种医疗器械，但是在境外有上市后的临床试验数据。对于此款申报产品，注册申请人有前代产品，且适用范围完全一致。所以分析该款产品临床数据的情况，前代产品既有上市前的临床试验数据，又有上市后的临床试验数据。

根据该款产品现有数据的情况，有两种思路开展临床评价：①按照同品种临床评价的思路与前代产品进行对比论证；②参考接受境外临床试验数据导则的要求，通过境外已上市产品的临床试验数据进行临床评价。按照这两种思路形成的临床报告有何不同？首先是主体不同，按照同品种临床评价思路进行时，首先需要对申报产品和对比器械的项目进行分析，然后对临床数据收集分析并论证，这种方法的重点在于从临床文献中采集临床数据。

选择采用境外临床试验数据路径进行临床评价，首先按照接受境外临床试验数据的指导原则，需要从法规、伦理、科学的角度进行充分的论证，分析境外的临床试验跟 GCP 中相关要求是否符合。

（二）知识链接

在对该案例进行拆解之前，首先回顾临床评价路径的选择，也就是同品种临床评价路径和临床试验路径究竟如何选择，是否只能选择其中一种路径？实际上，我们需要根据产品的技术特征、适用范围，已有的临床数据等具体的情况，选择恰当的评价路径，可以选择两个路径的组合开展综合评价。同品种临床评价路径，首先要进行等同性论证，以确定候选的对比器械是作为等同器械还是可比器械。如果作为等同器械，就可以只选择等同器械完成临床评价；如果作为可比器械，还需要再选择一款等同器械，因为可比器械的临床数据只能作为部分临床评价即辅助论证。

如果申报产品选择临床试验路径，也分为三种情形：①境内开展的临床试验；②境外开展的临床试验；③多中心临床试验。临床试验最为关心的问题就是，哪些产品需要开展临床试验？这里可以参考决策临床试验的指导原则，需要进行临床试验审批的第三类医疗器械目录，以及临床评价推荐路径目录中列入了临床试验这一栏中的产品。对于临床试验，根据实验目的的不同，决定了其数据在整个临床评价过程中的角色不同，分为两种类型：一种是论证差异的临床试验，一种是作为主体证据的临床试验。这两种类型的临床试验设计目的、设计类型、主要次要指标、样本量和随访时间都不同，所以在临床试验实施之前，首先要确定产品的临床评价目的是什么，才能够开展整个临床试验。

如果是境内开展的临床试验，需要满足 GCP 的要求。对于境外开展的临床试验或者多中心临床试验，除了需要满足 GCP 的相关要求，还需要满足接受医疗器械境外临床试验数据技术指导原则的要求。关于境外临床试验数据的提交，又分了几种情形。一种是作为主体的或者唯一的临床证据进行提交，本案例提到的手术机器就是这种情况；如果所用的临床试验数据是在美国或者欧盟等开展，并且它们的法规要求本身就是非常完善，我们也需要从法规伦理和科学设计的这个角度进行分析。如果在除美国、欧盟之外的一些不常见国家或地区开展临床试验，就需要进行更为充分的法规对比，才能够明确此项境外临床试验是否能够满足 GCP 的要求。

如果境外临床试验数据作为同品种路径下的临床数据，也有两种情形：第一种是等同性已经建立，境外临床试验数据只作为同品种临床数据的一部分使用，也就是其境外临床试验数据是用于进行临床安全有效性论证。第二种情形，是作为差异性的验证资料，证明差异没有产生不利影响。这种情形下，又分了两种情况：一种是申报产品已有临床试验数据作为差异性的论证；还有一种情形，就是申报产品在境外做过临床试验，需要针对申报产品与同品种器械的差异，设计差异性的临床试验，这种情况下，主要还是用于申报产品通过已有的数据进行证据论证后，发现还有剩余问题未解决，进行补充性的临床试验。

三、外周中心静脉导管

外周中心静脉导管（peripherally inserted central catheter，PICC）是一种医疗技术，通过这种方式可以在患者的外周静脉（通常是手臂上的静脉）穿刺，然后将导管送入靠近心脏的大静脉中。这种技术主要用于需要长期静脉输液治疗的患者，例如那些正在进行化疗、需要胃肠外营养或者长期药物治疗的患者。PICC 导管的使用可以减少因反复静脉穿刺给患者带来的痛苦，同时也降低了静脉炎和其他相关并发症的风险。PICC 作为血管内导管的一款代表性产品，有针对性的同品种临床评价指导原则，并且已经有国产 PICC 同品种临床评价成功完成注册申报的案例。对于此类已经明确适合走同品种临床评价路径的产品，在临床评价中我们应该如何考虑？

（一）案例分析

对于 PICC 这一类产品，其产品包中包含很多组件。并且部分组件列入了免于临床评价目录。对于这类产品，我们需要关注核心组件需采用同品种临床评价；辅助类的组件，可能列入免于临床评价目录，或者来自其他厂家外购且已经拿到注册证的产品。所以对于 PICC 类产品，通常采用的组合路径，即同品种加免于临床评价路径。我们在同品种临床评价报告里面需要写明免于临床评价的组件和同品种临床评价的组件之间连用的相关关系。

PICC 类产品可以说是非常适合进行同品种临床评价的产品，它有针对性的指导原则。在建立等同性后，重点在于如何与同品种器械展开广泛的临床文献数据调研，做到查全查准。

（二）知识链接

首先，在进行同品种临床评价时需要选择合适的团队进行科学合理的实施，收集申报产品和同品种器械三大特征的证据，论证这两个产品是否能够建立等同；在能够建立等同的情况下，收集并完善临床数据，科学分析，用临床评价的科学结论替代新开展的临床试验。

很多注册企业之所以纠结是否选择同品种临床评价路径，在于担心其同品种临床评价不能通过技术审评。在这里需要明确的是，同品种临床评价不是我国家首创，在欧盟已经实施十几年，澳大利亚从 2017 年也发布类似的指导原则，因此可以看出同品种临床评价是全球协调临床证据一体化的必然趋势，目的是企业负担的最小化，助力企业产品加速上市，避免或者减少重复的或者不必要的临床试验。如果申报产品本身有针对性的指导原则，则可以参考指导原则进行；若没有针对这一类产品的特定指导原则，则可以参考通用指导原则进行。

根据新的导则，临床评价的路径分为临床试验和同品种临床评价两个路径。临床试验就区分了境内、境外或者多区域三种情形。同品种器械可以选择等同器械，也可以选择等同器械加可比器械的方式分析差异性，有差异就需要通过非临床证据或临床数据论证。在科学化的临床评价体系下，这两条路径各有优劣，最合适的才是最好的，需要根据产品和评价的需求进行选择并互相结合。比如说本案例的PICC类产品，它可能面临着规格型号比较多的情形，那就需要根据不同规格型号判定所选择的一个等同器械是否能够覆盖到整个等同性的论证；如果规格型号不能够被一个等同器械所覆盖，这时候就需要选择两个器械进行综合性的论证。

临床评价路径的推荐目录同时配套出台了目录的使用说明。类似PICC这类产品在该目录中被纳入推荐同品种路径中，因此对此类产品进行临床评价时，我们只需要找到跟申报产品等同的产品，进一步通过非临床证据证明存在的差异没有带来安全有效的影响，通过同品种路径完成申报产品的临床评价即可。

如果某产品已经被临床评价路径的推荐目录纳入推荐临床试验路径，是否一定要进行临床试验？不一定，如果符合决策是否需要开展临床试验指导原则中三种免于临床试验的情形，也可以不用去开展临床试验，转而选用境外临床试验数据或者同品种临床评价的形式。其中案例二采用境外临床试验数据报告就是这种情况。

四、呼吸机

呼吸支持是挽救急、危重患者生命最关键的手段之一，因而，呼吸机在临床救治中已成为不可缺少的器械，在急救、麻醉、ICU和呼吸治疗领域中广泛应用。呼吸机的基本原理：自主通气时吸气动作产生胸腔负压，肺被动扩张出现肺泡和气道负压，从而构成了气道口与肺泡之间的压力差而完成吸气；吸气后胸廓及肺弹性回缩，产生相反的压力差完成呼气。

（一）案例分析

申报产品为一款呼吸机，包含了多个模块，其中一个模块选用SV300呼吸机作为等同器械。该产品的临床评价报告收集了与等同器械SV300呼吸机的11篇公开发表的临床文献，总计报告了1111例患者的临床使用数据（其中使用SV300呼吸机的患者863例），涉及临床应用包括应用于通气辅助及呼吸支持等。同时还收集了企业以及全球范围内5个代表性国家（中国、美国、英国、加拿大、澳大利亚）数据库中的不良事件数据、与临床风险相关的纠正措施等数据，显示等同器械SV300呼吸机的不良事件发生情况为2例，与临床风险相关的纠正措施0例。

（二）知识链接

临床评价的核心在于临床数据的收集。临床数据的来源非常广泛，在收集的过程中需要关注到申报产品和同品种器械的12种来源数据。在临床评价实施的过程中，会出现各种不同情形，有的情形是申报产品没有上市前或者上市后的数据；有的情况是申报产品已经上市，就会有境外上市前以及上市后的数据。同品种器械按照导则的要求，必须是已经在中国境内上市的产品，所以一般是有临床数据的。在这种情况下，最全的时候可以收集来自申报产品和同品种器械在上市前、上市后的三种类型数据（临床文献、临床经验及临床试验数据），包括3乘以2乘以2就是所述12种来源的数据。在临床评价的过程中，如果遇到临床数据不足的情形，首先需要反思是否做到这12种来源数据完整的收集和检索。

五、心脏射频消融仪

心脏射频消融是在血管造影机的监测下，通过穿刺股静脉或锁骨下静脉，将电极导管装入心脏的介入性技术。做射频消融术时，需先通过检验确定心律失常异常结构的位置，然后在异常位置释放一个高频电流，这时会在很小范围内产生较高温度，利用热效能使局部组织水分蒸发、干燥坏死。射频消融术痛苦小，不需要全麻，是治疗心律失常最常见的方法。该案例的难点在于，该款产品为 A 公司未来主打的王牌产品，但是第一次以同品种临床评价路径提交注册，审评未通过，严重影响了企业的效益。在同品种临床评价路径申报未通过，也就是被 CMDE 退审的情况下，该产品是否只能进行临床试验？

明确该产品是否只能进行临床试验，首先是对第一次递交的同品种临床评价临床报告返回的审评意见进行总结，若其中的错误或者问题可以通过补充非临床证据或者临床文献等方法进行补充，则依旧可以进行同品种临床评价。

通过分析发现可以归纳为三类问题。

1. 同品种器械选择错误

审评意见：由于对比表中显示产品在性能参数适中等方面存在差异，现有资料无法证明所选择的产品就可以作为同品种产品，请另行选择同品种产品；对比表中关于同品种产品性能参数、功能参数以及软件核心功能的依据请补充提供；现对比信息显示两者存在差异，请针对差异性进行分析，并提供相应的资料证明其差异不会对产品的安全有效性产生不利影响。

2. 所收集的临床证据跟适用范围的宣称不能够一一对应

审评意见：资料显示，产品可以使用射频能量进行 A 治疗，也可以用于 B 治疗，请首先结合注册资料中使用范围和适应证与上述治疗方式对应关系列表说明，同时提供的文献资料应该与该部分整理后的内容一致；结合申报产品的注册资料，对比表中关于申报产品适用部位/适应证与同品种，不同适用的疾病阶段和程度请提供相应的证明性资料；需要按照临床评价指导原则的规定，选定同品种产品，提供与申报产品适应证一致的文献资料，为单独治疗而非联合多种不同方式的资料，需要提重新提供临床评价资料。

3. 儿童患者证据未提供

审评意见：关于儿童的使用申报产品的适用人群中，包含儿童患者的使用对比表中未见描述，在进行临床评价时，请补充提供儿童患者的评价资料。

根据上述发现本案例中存在的 3 个错误可以通过非临床试验的方法进行回答以及弥补，因此此案例在更换同品种器械，重新进行临床资料收集、非临床资料验证后通过了临床评价。但是，不同产品的情形不同，应该以论证产品有效性、安全性为临床评价的目的，如果非临床证据难以解决审评的问题，依旧建议补充临床试验。

第二节 等同性论证案例解析

等同性论证是同品种临床评价过程中的关键点也是难点。判断等同器械的差异性是进行等同性论证的重要任务。也就是说，在进行等同性论证的过程中，要知道具体要对比什么。对比项目在前面章节提到过，包括适用范围及临床使用相关信息 11 项，即对比适应证、适用人群、适用部位到与人体的接触方式、疾病严重程度以及技术特征相关的内容，产品的工作原理、作用机制、产品的设计特征，产品的重大特性、材料特征、能源等，以及生物学特性。根据新版指导原则规定，生物相容性部分一般不需要单独对比。

一、三维电子腹腔内窥镜

三维电子腹腔内窥镜适用范围：该产品与内窥镜图像处理器配合使用，通过视频监视器提供影像，供胸腔、腹腔观察、诊断、摄影或治疗用。

工作原理：三维电子腹腔内窥镜通过成像物镜端将外部图像采集到图像传感器上，再通过处理芯片将采集的电信号转换为光信号并输入通信光纤，经传输后，图像信息通过插件内的处理芯片将光信号转换为电信号后被输入内窥镜图像处理器并处理，最终成像在显示器上。操作者佩戴 3D 眼镜可观察到立体效果图像，使解剖层次更明显，有利于完成各项手术操作。

案例分析：申报器械选择了竞品作为等同器械，分别是 3D 高清电子腹腔镜与 3D 电子腹腔内窥镜。

申报器械的主要应用领域是胸腔、腹腔观察、诊断、摄影或治疗用。3D 高清电子腹腔镜（等同器械 1）适用于腹腔和胸院的诊断和（或）外科手术中观察成像，3D 电子腹腔内窥镜（等同器械 2）则针对腹腔、胸腔、纵隔、后腹膜腔成像，进行观察、诊断、摄影和治疗。考虑到等同器械的适用范围一般应大于申报器械，这两个产品可以作为申报器械的等同器械。因此，在收集临床证据时，我们只需针对所需的适用范围进行评价，多余的适用范围可以不予考虑。

注册证编号	国械注进20163222452
注册人名称	Karl Storz GmbH & Co. KG
注册人住所	Mittelstr.8,78532 Tuttlingen, GERMANY
生产地址	Mittelstr.8,78532 Tuttlingen, GERMANY
代理人名称	卡尔史托斯内窥镜(上海)有限公司
代理人所	
产品名称	3D高清电子腹腔镜TIPCAM 1 SPIES 3D
管理类别	第三类
型号规格	26605AA,26605BA
结构及组成/主要组成成分	该产品由头端部、插入管、操作部及连接线缆组成。
适用范围/预期用途	该产品用于腹腔和胸腔的诊断和/或外科手术中观察成像，配合主机IMAGE1 CONNECT控制主机模块（TC200），IMAGE1 D3-LINK模块（TC302）。
产品储存条件及有效期	
附件	产品技术要求
其他内容	
备注	
审批部门	国家食品药品监督管理总局
批准日期	2016-07-08
有效期至	2021-07-07
变更情况	2017-11-03 变更内容为文字性变更。产品名称由TIPCAM 1 SPIES 3D,变更为：TIPCAM 1 S 3D；产品适用范围：该产品用于腹腔和胸腔的诊断和/或外科手术中观察成像，配合主机IMAGE1 CONNECT控制主机模块（TC200），IMAGE1 D3-LINK模块（TC302）。变更为：该产品用于腹腔和胸腔的诊断和/或外科手术中观察成像，配合主机IMAGE1 S CONNECT控制主机模块（TC200），IMAGE1 S D3-LINK模块（TC302），技术要求的变化详见"产品技术要求对比说明"。代理人住所由：上海市张江高科技园区龙东大道3000号5号楼701A室，变更为:中国（上海）自由贸易试验区龙东大道3000号5号楼701A室。

图 8 - 2　三维电子腹腔内窥镜等同器械 1

注册证编号	国械注进20183222249
注册人名称	奥林巴斯医疗株式会社オリンパスメディカルシステムズ株式会社
注册人住所	日本国东京都涩谷区幡之谷二丁目43番地2号
生产地址	日本国福岛县会津若松市门田町大字饭寺字村西500番地
代理人名称	奥林巴斯贸易(上海)有限公司
代理人住所	中国（上海）自由贸易试验区泰谷路185号第三层E、F部位
产品名称	3D电子腹腔内窥镜3D先端湾曲ビデオスコープ
管理类别	第三类
型号规格	LTF-190-10-3D
结构及组成/主要组成成分	该产品由3D电子腹腔镜LTF-190-10-3D构成。该产品先端部可弯曲，具有上下左右四个弯曲角度。
适用范围/预期用途	本产品在医疗机构中使用，用于对腹腔、胸腔、纵隔、后腹膜腔成像，进行观察、诊断、摄影和治疗。
产品储存条件及有效期	
附件	产品技术要求
其他内容	/
备注	原注册证编号：国食药监械（进）字2014第3222843号
审批部门	国家药品监督管理局
批准日期	2018-07-26
有效期至	2023-07-25

图 8 - 3　三维电子腹腔内窥镜等同器械 2

此类适用范围的差异是可以接受的，无须额外证据支持。

如何论证同品种评价过程中的差异项？

在进行同品种临床评价时，我们通常需要进行性能参数等方面的对比测试报告。此外，通常还需补充动物实验数据，检索临床文献及类似产品临床数据等以证实产品的安全有效性。关于动物实验的验证环节，虽然审评报告未作详细说明，但根据产品特性，操作人员需佩戴3D眼镜以观察立体效果图像，从而更清晰地展示解剖层次，为手术操作提供便利。因此可以判定，动物实验应与手术过程中医生的3D观察效果和手术安全性密切关联。

在产品差异性的过程中，我们不仅要关注工作原理、适用范围和产品性能等方面的一致性，若存在差异，我们除了针对产品技术要求相关性能的对比测试，还应综合考量并选用最合适的研究来证实其差异不影响器械的安全有效性。

二、心外科生物补片

心外科生物补片，是在申请人牛心包人工生物心脏瓣膜产品研发的基础上，延伸研制可用于外科软组织修复用生物组织补片。该产品原材料取自12~36个月经检疫确认的牛心包组织，经化学改性处理。

案例分析：该产品结构、材料、工艺等与申请人已上市产品"外科生物补片"完全一致，仅在已上市产品的适用范围上增加了主动脉根部、右室流出道、瓣环、心肌和心包修复的适用范围，属于同品种首个。

注册证编号	国械注准20173134401
注册人名称	北京佰仁医疗科技股份有限公司
注册人住所	北京市昌平区科技园东区华昌路2号
生产地址	北京市昌平区科技园东区华昌路2号
产品名称	外科生物补片
管理类别	第三类
型号规格	型号：心胸外科生物补片、神经外科生物补片；规格：不少于1.0×1.0cm各种临床所需的方形或长方形。
结构及组成/主要组成成分	该产品取自牛心包组织，经化学改性处理制成，呈浅黄色，厚度为0.2~0.6mm。射线灭菌，一次性使用。货架有效期3年。
适用范围/预期用途	该产品用于心外科（房、室间隔）、胸外科（肺减容手术）和神经外科（硬脑脊膜）修复。
产品储存条件及有效期	
附件	产品技术要求
其他内容	/
备注	原注册证号：国械注准20173464401
审批部门	国家药品监督管理局

图8-4　心外科生物补片等同器械

注册证编号	国械注准20223130421
注册人名称	北京佰仁医疗科技股份有限公司
注册人住所	北京市昌平区科技园东区华昌路2号
生产地址	北京市昌平区科技园东区华昌路2号
产品名称	心外科生物补片
管理类别	第三类
型号规格	不小于1.0cm×1.0cm，不大于30cm×30cm,厚度为0.2mm-0.6mm的方形或长方形。
结构及组成/主要组成成分	该产品由取自牛心包组织，经化学改性处理制成。产品经射线灭菌，一次性使用。产品货架有效期3年。
适用范围/预期用途	该产品用于心外科房间隔、室间隔、主动脉根部、右室流出道、瓣环、心肌和心包修复。

图8-5　心外科生物补片

　　两个产品在性能参数方面与同品种产品相比无任何差异。申报器械用于心外科房间隔、室间隔、主动脉根部、右室流出道、瓣环、心肌和心包修复。等同器械也就是前代产品用于心外科（房、室间隔）、胸外科（肺减容手术）和神经外科（硬脑脊膜）修复。若等同器械适用范围大于申报器械，针对差异，仅对比适用范围一致的部分即可。但该案例中申报器械较等同器械增加了主动脉根部、右室流出道、瓣环、心肌和心包修复的适用范围。

　　针对这些新增的适用范围，一般如何操作？相信通过前面的学习，大家学会了如何论证差异性，可以通过增加一个或多个有新增部位的等同器械来实现，例如增加心肌使用部位的同类产品，有主动脉根部、右室流出道适用范围的同类产品。但是我们通过对已上市产品信息的检索可以看到，佰仁的心外科生物补片产品上市前，市面上没有这个适用范围的同类产品。那该如何操作？

　　针对差异，申请人提交了非临床资料，包括外观、尺寸、断裂强度、断裂伸长率、顶破强度、撕裂强度等，并参考临床相关诊疗规范以及已批准的室间隔对上述解剖部位的代表性，验证申报产品的安全有效性，同时提交了同品种产品上市后的临床使用情况等。这里，该产品就是非常有代表性的选择同品种路径，选择前代产品作为等同器械，使用非临床的基础研究，仅仅是针对适用范围的差异，选择了通过临床使用诊疗规范与解剖部位代表性来替代临床试验的产品。而解剖部位代表性，则是通过教科书与解剖图谱等作为辅助证据支持其差异性。

三、血液透析滤过器及配套管路

　　血液透析滤过器及配套管路的主要目标是提供有效的容量控制、足够的溶质清除率以及电解质和pH控制，其液体去除速度较慢，因而血流动力学稳定性高，较易于液体平衡控制，溶质浓度控制较慢，避免大的波动和液体转移（包括降低脑水肿风险），允许随时根据患者的需要调整治疗，以及能够借助相对简单和易于使用的机器进行治疗［允许重症监护病房（ICU）护士监测治疗］。

　　血液透析滤过器及配套管路属于CRRT治疗用的一次性耗材，允许血液在体外循环。它通常由滤器、血液管路、溶液管路和废液流出管路组成，可提供连续性液体管理和肾脏替代疗法。适用于急性肾衰竭和（或）容量负荷过重的患者。

　　案例分析：注册申请人同样是使用了本公司的前代产品。

　　申报产品与等同器械差异性主要体现在管路增塑剂由DEHP［邻苯二甲酸二（2-乙基己基）酯］变更为DEHA（N，N-二乙基羟胺），与PrisMax透析机的兼容性。

　　该产品针对差异性，对从全球和中文文献检索中得到的文献进行了文献综述，从中获得了相关信息，可支持这些套件用于其预期用途时的安全性和有效性。相关的数据证实，该器械在按照预期用途使用时具有安全性和有效性。市场经验表明其投诉率很低。有足够的上市后证据支持血液透析滤过器及配套管路不会造成不当的安全性问题。与一次性使用血液透析滤过器及配套管路（已在中国注册版本）相关的安全性和有效性数据提供了技术、生物学和临床经验方面的支持，从上市后监督活动、文献或同类上市器械中均没有识别出新风险。

　　市场经验表明其投诉率很低。有足够的上市后证据支持血液透析滤过器及配套管路不会造成不当的安全性问题。

　　与一次性使用血液透析滤过器及配套管路（已在中国注册版本）相关的安全性和有效性数据提供了技术、生物学和临床经验方面的支持，从上市后监督活动、文献或同类上市器械中均没有识别出新风险。

图8-6　血液透析滤过器及配套管路等同器械

这个产品由于差异性比较小，同时对于材料的变化，比较容易通过基础研究证书，注册申请人通过对全球文献检索分析就免于了临床试验。

四、正电子发射断层扫描及磁共振成像系统

正电子发射断层扫描及磁共振成像是将两种成像设备PET（正电子发射断层扫描）和MR（磁共振）有机地结合起来，实现一次扫描同时产生PET和MR图像。PET成像主要提供生理代谢信息，MR成像主要提供生理解剖信息。PET和MR图像通过配准与融合，为医生的诊断提供解剖、生理、功能代谢等信息。该产品包括PET及MR两部分，实现了PET成像及MR成像的一体化结合，可实现同步且等中心采集生理、解剖和生化代谢信息，并将这些信息配准和融合。由经过适当培训的医疗专业人员使用，用于帮助对功能和疾病进行检测、定位和诊断。这一组合系统还保留了PET和MR设备的独立功能，可以单用PET和（或）MR成像设备进行诊断成像。

案例分析：在这里我们可以看到，注册申请人选择了两个本公司的前代产品作为等同器械，分别是正电子发射及X射线计算机断层成像扫描系统和磁共振成像系统。通过这两个产品的注册证信息，可以看到这两个前代产品，适用范围相加后和申报器械是一致的。

图8-7　正电子发射断层扫描及磁共振成像系统等同器械1

注册证编号	国械注准20153062092
注册人名称	上海联影医疗科技有限公司
注册人住所	上海市嘉定区域北路2258号
生产地址	上海市嘉定区域北路2258号
产品名称	正电子发射及X射线机计算机断层成像扫描系统
管理类别	第三类
型号规格	uMI 510
结构及组成/主要组成成分	本产品由PET子系统、CT子系统、检查床、配电柜、控制台、数据采集和成像处理系统、生理信号门控单元组成。其中PET部分为96环 LYSO探测器，CT部分探测器物理排数为24排。
适用范围/预期用途	该产品主要用于对人体进行核医学影像检查，辅助医护人员对疾病的诊断和病症的评估。
产品储存条件及有效期	
附件	产品技术要求
其他内容	/
备注	原注册证编号为：国械注准20153332092
审批部门	国家药品监督管理局
批准日期	2020-08-18
有效期至	2025-08-17
变更情况	2020-10-27 "注册人名称上海联影医疗科技有限公司" 变更为 "注册人名称上海联影医疗科技股份有限公司"。

图 8 - 8　正电子发射断层扫描及磁共振成像系统等同器械 2

该产品的难点在于如何将 PET 与 MR 融合，所以产品性能研究就包括了一体化 PET/MR 集成技术、PET 和 MR 图像配准融合、衰减校正和 SUV（标准化摄取）值计算准确性研究等。通过解决 PET 和 MR 两种模态在同一孔径中同步成像的电磁兼容性、图像融合，以及整机一体化实时控制等技术难点，实现两种模态同时成像。

注册申请人按照《医疗器械临床试验质量管理规范》进行了临床试验。主要评价指标为图像质量的优良率，共入组受试者 117 例，临床试验结论为试验器械的安全性和有效性可以满足临床使用要求。

注册申请人根据《医疗器械临床评价技术指导原则》对该产品仅进行 MR 扫描的预期用途与已上市产品 uMR770 磁共振成像系统进行了同品种医疗器械对比，评价结果为产品的安全性和有效性可以达到制造商预期要求。

该产品即以临床试验和通过同品种医疗器械的临床数据进行分析评价相结合的方式进行临床评价。PET 与 MR 功能分别与前代产品进行了等同性论证，针对 PET 与 MR 融合部分，进行了临床试验。从而减少了临床试验的成本投入。

五、耳鼻喉双源锥形束计算机体层摄影设备

该产品具有大视野和小视野两个成像系统，每个成像系统具有一套独立的 X 线管头和平板探测器，均采用锥形束体层摄影成像技术：利用 X 线管头和平板探测器围绕患者被扫描部位进行圆周运动并进行 X 线摄影，获得一系列二维摄影图像，然后使用锥形束重建算法对二维摄影图像进行处理和重建，获得 X 线锥形束体层摄影图像，用于耳部、鼻部、咽喉部气道、口腔颌面部检查。

案例分析：申报产品与同品种产品在适用范围、结构组成、性能参数等方面均有差异，二者主要差异见表 8 - 1。

表 8 - 1　耳鼻喉双源锥形束计算机体层摄影设备差异对比

	申报器械	等同器械
适用范围	用于耳部、鼻部、咽喉部气道、口腔颌面部的 X 线锥形束体层摄影检查	本产品在医疗保健专业人士的指导下，用来获取口腔颌面区的全景 X 线影像。此外，3D 系统还包括牙科容积重建模式，在此模式下可以生成口腔颌面区域和耳鼻喉区域的三维 X 线影像
结构组成	申报产品具有大视野和小视野两个成像系统，每个成像系统具有一套独立的 X 线管头和平板探测器，同品种产品只有一个成像系统	只有一个成像系统
性能参数	管电压、管电流和加载时间的调节范围不同	

在面对上述差异的情况下，我们必须进行一项对比性测试，以研究这些差异是否在临床实践中可以接受。然而，如果无法通过基本的性能测试来验证产品在耳鼻喉部位的有效性，而动物实验、尸体试验或临床试验的成本又过高，那么是否存在其他替代性的验证模型呢？

该器械即使用了模体试验。

模体试验在典型条件下，对比了申报产品和同品种产品在耳部、鼻部、气道、牙列、上颌部位、下颌部位、颞下颌关节、其他部位的成像性能。经过放射科医师的盲评，耳部、鼻部、气道、牙列、上颌部位、下颌部位、颞下颌关节、其他部位的图像质量满足临床要求，申报产品整机功能、稳定性、使用便捷性评价结果均为满意，未发生机械、电气、辐射方面风险，无不良事件发生。申报产品与同品种产品差异部分不影响申报产品的安全有效性。在此情况下，模型试验取代了动物实验和临床试验，具有相当高的成本效益比。

六、经导管植入式无导线起搏系统

该产品中植入式脉冲发生器，包含4个用于器械主动固定的固定翼，可将器械固定在右心室。该器械利用封装在器械钛胶囊内的感知和起搏电极感知患者心脏的电活动，通过向右心室提供频率应答式心动过缓起搏来监测和调节患者心率。

该器械内置三轴加速度计采集心脏内的机械信号，在无须植入心房电极的条件下，实现房室同步起搏。该产品中输送导管设计用于携带、输送、放置器械，经股静脉进入右心室后将器械植入。

产品适用范围：该系统可在右心室内感知患者心脏活动，监测心动过缓心律并针对心动过缓提供起搏治疗。

产品为磁共振环境条件安全的医疗器械，在规定的条件下以及保证对患者和植入设备采取了特殊保护措施的前提下，患者可接受临床1.5T和3.0T场强的磁共振成像检查。

案例分析：注册申请人选择本企业前一代产品作为等同器械。经确认，等同器械的适用范围与申报器械完全一致，且其1.5T和3.0T的场强也与申报器械保持一致，这一点极为关键。若等同器械的相应参数与申报器械存在差异，将需要进行额外的测试验证，甚至可能需要直接更换等同器械。

注册证编号	国械注进20193120297
注册人名称	美敦力公司Medtronic Inc.
注册人住所	710 Medtronic Parkway N.E. Minneapolis MN 55432 USA
生产地址	Parkmore Business Park West, Galway, Ireland
代理人名称	美敦力（上海）管理有限公司
代理人住所	中国（上海）自由贸易试验区马吉路28号东华金融大厦21层2106A室、2106F室、2106G室、2106H室
产品名称	经导管植入式无导线起搏系统Micra Transcatheter Leadless Pacemaker system
管理类别	第三类
型号规格	MC1VR01
结构及组成/主要组成成分	本产品由植入式脉冲发生器（含固定翼）和输送管组成。
适用范围/预期用途	该系统可在右心室内感知患者心脏的电活动，监测心动过缓心律并针对心动过缓提供起搏治疗。该产品为磁共振环境条件安全的经导管植入式单腔起搏系统。在制造商规定的特定条件下，并保证对患者和植入设备采取了特殊保护措施的前提下，患者可接受临床1.5T和3.0T场强的磁共振成像全身检查。不适用于局部发射线圈成像。关于磁共振成像检查的具体要求详见产品说明书。
产品储存条件及有效期	
附件	产品技术要求
其他内容	/
备注	
审批部门	国家药品监督管理局
批准日期	2019-06-11
有效期至	2024-06-10
变更情况	2020-10-20 详见《变更对比表》。2021-11-03 详见《变更对比表》。

图8-9 经导管植入式无导线起搏系统等同器械

差异具体内容体现在申报产品与同品种器械的主要差异是增加了机械感知和房室同步起搏技术，申报产品利用内置三轴加速度计在心室内感知心房机械信号，实现房室同步起搏。针对差异部分，申请人提交了申报产品相关的台架试验数据，以及4项可行性临床研究和1项关键性临床研究的数据，相关临床研究均是通过在同品种产品 Micra VR 上安装迭代中的 AV 算法开展，此处需要使用竞品，若等同器械是本公司前代产品则较容易获取。在进行同品种评价中，由于我们经常需要使用等同器械做各种对比验证，能否获得等同器械的样机，对注册申请人来说也是个挑战。

该产品的性能研究非常充分，进行了猪的动物实验，评价产品 VDD 功能（心房跟踪、心室频率平滑和 AV 传导模式转换的自动/手动设置）和植入时间、1周随访监测时的起搏、感知和阻抗性能的器械测量能力，研究结果表明该产品在长期植入体内时功能符合设计要求。

同时针对差异项，注册申请人还进行了一项全球前瞻性多中心临床研究，证明基于加速计的心房感知算法为窦房结功能正常且有房室传导阻滞的患者提供房室同步起搏的操作安全性和有效性。在此基础上，为了进一步确认申报产品与等同器械研究中所用器械的等效性，申请人对 Micra AV 和安装 AV 算法的 Micra VR 开展了设计验证对比，并在心脏模拟器上使用在既往临床试验中收集到的真实患者数据，分别开展模拟真实使用条件的台架试验，确认两者的等效性。

通过台架试验，我们可以看到，由于该类产品的特殊性，既往临床数据可以拿来通过算法进一步分析，注册申请人将等同器械上安装了申报器械的算法，然后开展了设计验证对比，在心脏模拟器上使用在既往临床试验中收集到的真实患者数据，分别开展模拟真实使用条件的台架试验，确认两者的等效性。此外，申请人为跟踪 Micra AV 的长期安全有效性，开展了境外上市后研究。

综上，申请人结合申报产品和同品种器械的设计验证对比、模拟真实使用条件台架试验对比、临床试验数据、境外上市后研究、临床文献数据和临床经验数据（包含境外上市后不良事件及投诉等资料）等进行了分析，论证差异性不对申报产品临床安全有效性造成不利影响，对产品的验证非常充分。

通过本节提供的6项案例，可以看到等同性论证的核心在于差异性分析，针对差异，通常使用的支持性证据包括基础研究、非临床研究、临床证据。在基础研究中，一般常用的是对比测试、动物实验、离体实验、台架试验、模体试验，以及部分手术导航类的系统可能还会涉及尸体试验，射频能量治疗类设备涉及离体实验等。有的厂家甚至还会以注册检验报告和生物学评价、计算机仿真建模实验等作为产品的对比。

对于非研究证据，我们总结了6个方面的来源。

1. 美国 FDA 收集的竞品上市数据　这些数据通常包括竞品的产品名称、注册证号、结构组成、适用范围、生产企业和技术特征等信息。这些数据有助于了解市场上类似产品的性能和安全性，为申报产品提供背景信息。

2. 教科书内容　教科书中的内容，尤其是关于产品的解剖学代表性以及基础理论知识，可以为产品提供科学依据和理论支持。

3. 搜索引擎获取的信息　通过搜索引擎，可以找到竞品官网上的宣传资料、产品基础研究（如动物实验、临床试验入组例数、产品测试指标等）以及上市公司在招股说明书中公布的相关内容。

4. 动物实验和基础研究文献　虽然这些文献不能直接作为临床证据，但它们可以作为支持性证据，尤其是在论证产品与竞品之间的差异时。

5. 专家共识　在产品测试结果劣于竞品但满足专家共识中提出的最低要求时，可以引用专家共识来支持产品的安全性和有效性。

6. 竞品授权和技术要求对比　通过对比竞品授权的技术要求和说明书，可以为高风险器械（如推荐临床试验路径的产品）提供更有力的同品种比对论证。

如果使用了上述基础研究以及非研究证据，依旧没有办法验证差异性，那么最终可能需要补充临床证据。例如真实世界数据、科研临床数据，上市后的临床研究，上市前以及境内境外的临床试验。

书网融合……

本章小结

第九章　超声软组织切割止血系统类产品同品种临床评价

在对超声软组织切割产品，即俗称超声刀进行评价之前，首先需要查看这类产品的分类目录和临床评价的推荐路径。超声切割类产品在分类目录（2017年第104号）中属于01有源手术器械—01超声手术设备及附件—01超声手术设备。在《医疗器械分类目录》子目录01"有源手术器械"相关产品临床评价推荐路径，其中明确，对于5mm及以下超声手术的设备，其临床推荐路径是同品种临床评价。

超声软组织切割止血系统相关的指导原则一共有两个：《超声软组织切割止血系统注册技术审查指导原则》（2018年第37号）以及《超声软组织切割止血系统同品种临床评价技术审查指导原则》（2021年第93号）。首先，看两个指导原则发布的适用范围和目的。《超声软组织切割止血系统注册技术审查指导原则》的适用范围是用于指导注册申请人规范产品的研究开发和注册申报，同时也用于指导监管部门对超声软组织切割止血系统申请注册材料的技术审评。《超声软组织切割止血系统同品种临床评价技术审查指导原则》，它的出台是为了进一步规范超声软组织切割止血系统这一类产品的同品种临床评价。

以下我们将分别对超声软组织切割止血系统的两个指导原则予以概述，以帮助大家更深入地领会此类产品的注册要求与临床评价要求，同时明确临床评价虽是注册的一部分，但与注册资料存在紧密关联。

第一节　超声软组织切割止血系统注册技术审查指导原则

一、适用范围

该指导原则对于适用范围的描述为："本指导原则适用于具有软组织切割和血管闭合功能的超声软组织切割止血系统产品。不包含对3mm以上血管进行切割、闭合功能的特殊要求。由于此类产品目前绝大多数的刀头尖端都为多用剪、弯型多用剪设计，本指导原则所有内容仅针对此类设计产品，若有其他设计的刀头，应在对比分析后对本指导原则中适用的内容进行采用或参考。本指导原则不包含延续注册和变更注册申报资料的要求，延续注册和变更注册申报资料可参考本指导原则中适用的内容。"

需要注意的是，该导则不包含对3mm以上血管进行切割、闭合功能的特殊的要求。也就是说，如果申报产品声称用于5mm或者7mm的血管切割闭合，则只能参考该导则中适用的部分。由于目前绝大多数的刀头尖端是为多用剪、弯型多用剪设计，所以本指导原则的所有内容都仅针对此类设计的产品提出，如果为其他设计的刀头，应在对比分析之后，对本指导原则中适用的内容予以采用或参考。

二、产品介绍

超声软组织切割止血系统通常由主机和附件组成，附件通常包括换能器、超声刀头（包含手柄、波导杆、套管等）和脚踏开关。主机为换能器及刀头提供能量，脚踏开关、刀头上的手动控制装置用以控制主机输出能量。超声软组织切割止血系统用于需要控制出血及期望热损伤最小时的软组织切割，临床上多用于闭合血管直径为3mm及以下血管。

三、注册单元划分

一个注册单元可以包含多个型号的系统，但应有一个型号的系统可认为是主要型号，该型号主机应可与所有附件配合使用。其他型号系统与该型号系统的软件平台应相同，软件核心算法应相同，硬件平台结构应相似，外形结构应相似，可配合使用的附件应能被主要型号所覆盖。

同一个注册单元所有附件均应为系统的组成部分，即与设备有相应的连接和组合装配。与所需进行的手术相关，但与设备本身无关的附件，应与设备划分为不同的注册单元。

根据导则的要求，关于产品适用范围的描述，需要着重关注。导则仅适用于闭合直径不超过 3mm 的血管的软组织切割。也就是说，如果超声刀闭合直径为 5mm/7mm，该导则部分内容可能不再适用，或者需额外补充研究资料，且此处对于产品适用范围的描述需要适当修改。关于产品组成描述，此类产品通常由主机换能器刀头、脚踏开关等组成，描述应该明确换能器刀头以及脚踏开关等部件的型号；同时，也要在产品技术要求当中给出换能器刀的详细信息。

四、综述材料

综述材料应当包括以下内容。

（一）产品描述及型号规格

应当包括对主机、换能器、刀头、脚踏开关等组成进行全面评价所需的基本信息，包含但不限于以下内容。

1. 产品的外观及结构示意图　包含但不限于下列内容。

（1）主机的外观及内部结构示意图，显示器所显示的信息及其解释，输入、输出接口及功能，控制按钮的功能。

（2）换能器的外观及内部结构示意图。

（3）刀头的外观及内部结构示意图。

2. 产品的基本特征描述　包括功能、使用方式和临床用途等信息。

（1）产品工作框图，应包括所有应用部分，以及信号输入和输出部分。

（2）对使用者可接触的所有控制装置的说明，包括控制设置范围、缺省值（如有），并描述各参数调节与临床应用的关系。

（3）软件核心算法的详细描述，例如：频率跟踪算法、组织自适应算法等。

（4）各换能器的信息，包括但不限于：型号、可配合使用刀头的型号，与刀头的连接方式，工作频率、可重复使用次数（若适用）等。

（5）以表格的形式列出各刀头的详细信息，包括但不限于：型号、中文名称、图片或照片、与换能器接口处的详细设计、波导杆的尺寸图（标明波导杆总长度、各段的直径和长度、波导杆尖端的形状及详细尺寸）、波导杆材质、波导杆涂层材质（若适用）、套杆与波导杆及手柄的连接方式、套杆各部分的材质及尺寸、手柄为使用者提供的功能及可操作方式、夹紧力设计、抓持力设计、是否为一次性使用、是否为无菌包装、灭菌方式、有效期、可重复使用次数（若适用）。

（6）应给出软件结构、功能的描述。

（二）包装说明

应分别给出所有产品组成的包装说明。

（三）适用范围

超声软组织切割止血系统通常预期应用于医疗机构的手术室环境，申请人应按照产品实际情况描述其临床使用环境。

超声软组织切割止血系统适用于需要控制出血和最小程度热损伤的软组织切割，可用于闭合直径在一定范围之内的血管。

（四）其他

对于已获得批准的部件或配合使用的附件，可提供批准号和批准文件复印件。"

——来自《超声软组织切割止血系统注册技术审查指导原则》（2018 年第 37 号）

综述资料需要提供的第一部分资料为产品描述以及型号规格，其中应该要包括对主机换能器、刀头、脚踏开关等组成进行全面评价所需的基本信息。对于产品的外观以及结构示意图，应当包括主机的外观、换能器和刀头的外观以及内部结构示意图。还要包括显示器所显示的信息，解释输入输出接口及功能，以及控制按钮的功能。

产品描述以及型号规格部分还需对产品的基本特征进行描述，涵盖功能、使用方式和临床用途等信息。其中产品工作框图应包括所有的应用部分，以及信号输入和输出的部分。要对使用者可接触的所有控制装置的说明。还要描述各参数调节与临床应用关系。多数资料还要求对软件核心算法进行详细的描述，例如申报产品是采用频率跟踪算法还是组织自适应算法。对于各换能器的信息，其包括但不限于换能器的型号、可配合使用刀头型号与刀头的连接方式、工作频率、可重复使用的次数，如果是可重复使用的刀头，还要求以表格的形式列出各刀头的详细信息。波导杆的尺寸图、材质，是否有涂层、连接方式等也要明确。

五、研究资料

研究资料一共需要提供 6 方面内容，分别是产品性能研究、生物相容性研究、灭菌消毒工艺研究、产品有效期和包装研究、软件及网络安全研究、量效关系研究。

1. 产品性能研究　指导原则中要求，应给出技术要求（包括规格参数和性能要求）中各性能指标的设定依据、所采用的标准或方法、采用的原因及理论基础。

2. 生物相容性研究　指导原则中要求，成品中与患者和使用者直接或间接接触的部分应按照 GB/T 16886.1 的要求进行生物相容性评价，应不释放出任何对人体有不良作用的物质。

3. 灭菌消毒工艺研究　指导原则中要求，根据产品组成各部分的使用方式确定消毒或灭菌级别。生产企业灭菌的部件，应明确灭菌工艺（方法和参数）和无菌保证水平（SAL），并提供灭菌确认报告。对于采用辐照灭菌的器械，应当提供辐照剂量，对于环氧乙烷（EO）灭菌器械，应当提供 EO、2－氯乙醇和乙二醇的最大残留水平及其研究资料。如果直接或间接接触患者的材料可重复使用，则应当提供重复使用说明和可以证明该组件可安全消毒和（或）灭菌的证据，给出所提出的消毒/灭菌的方法确定的依据。对可耐受两次或多次灭菌的产品，应当提供产品相关推荐的灭菌方法耐受性的研究资料。对于可重复使用的刀头，应对其易清洗性进行研究，以证明其设计可以支持用户对使用后产品进行足够彻底的清洗，从而消毒、灭菌后，可满足临床所需的无菌保证水平。

4. 产品有效期和包装研究　指导原则中要求，应分别对主机和换能器的使用期限进行研究。应对一次性使用无菌包装刀头的有效期进行研究，应对可重复使用刀头的重复使用次数进行研究。应分别明确主机、各换能器及各刀头的有效期及重复使用次数研究的思路，对于研究中进行的测试，应描述每个测试的摘要，包括试验设计、试验结果及试验结论，同时提交测试报告作为附件。对于可重复使用的刀头，应充分考虑重复使用（含清洗、消毒、灭菌）对刀头的影响，应能证明可确保重复使用次数内产品的安全有效性。

5. 软件及网络安全研究　应按照《医疗器械软件注册技术审查指导原则》（国家食品药品监督管理总局通告 2015 年第 50 号）的要求提交软件相关资料。

若适用，应按照《医疗器械网络安全注册技术审查指导原则》（国家食品药品监督管理总局通告 2017 年第 13 号）的要求提交网络安全相关资料。

同时需要注意的是，2022 年发布了《医疗器械软件注册技术审查指导原则》修订版。所以生产企业也要根据自身产品的情况考虑是否要适应这一修订版导则。

6. 量效关系研究　应对输出能量可调节挡位及各挡位与临床应用的量效关系进行研究，即不同挡位在不同组织上使用的效果情况研究。应提交研究报告，并在使用说明书中给出相关的信息，用以指导使用者在临床使用时的输出能量。量效关系研究应为基于对离体组织试验、动物实验、临床试验等一项或多项研究所获得数据的分析和总结。

要注意的是，量效关系研究应该是基于对离体组织试验、动物实验、临床试验等一项或者多项研究所获得数据的分析和总结。

以上 6 点内容为指导原则对于研究资料的要求。我们再来看一下指导原则中，对于产品技术有哪些明确要求。

六、产品技术要求

对于产品的技术要求主要有两点要求：①关于规格信息；②关于性能要求以及试验方法。

关于规格信息的要求，指导原则指出，应明确产品规格相关信息，包含但不限于：①主机的外观结构图及产品工作框图、换能器的外观及内部结构示意图、刀头的外观及内部结构示意图；②对使用者可接触的所有控制装置的说明，包括控制设置范围、缺省值（如有）；③各换能器型号及各换能器可配合使用刀头的型号；④以表格的形式列出各刀头的详细信息，包括但不限于型号、中文名称、图片或照片、与换能器接口处的设计、波导杆的尺寸图（标明波导杆总长度、各段的直径和长度、波导杆尖端的形状及详细尺寸）、波导杆材质、波导杆涂层材质（若适用）、套杆与波导杆及手柄的连接方式、套杆各部分的材质及尺寸、手柄部分的结构示意图、是否为一次性使用、是否为无菌包装、灭菌方式、有效期、可重复使用次数（若适用）；⑤软件完整版本号命名规则及发布版本号。

关于性能要求以及试验方法，按照指导原则要求，需要参考国家标准和行业标准进行。

1. 适用的国家、行业标准

（1）GB 9706.1《医用电气设备 第 1 部分：基本安全和基本性能的通用要求》和 GB 9706.15《医用电气设备 第 1 - 1 部分：安全通用要求并列标准：医用电气系统安全要求》（若适用）。

（2）YY 0505《医用电气设备 第 1 - 2 部分 安全通用要求并列标准：电磁兼容 要求和试验》。

（3）YY 1057《医用脚踏开关通用技术条件》（若包含脚踏开关）。

（4）应按照 YY/T 0644《超声外科手术系统基本输出特性的测量和公布》第 7 章的要求公布下列参数：尖端主振幅及其误差、频率控制的类型、功率储备指数。

2. 主要性能指标

（1）各超声刀头的最大夹紧力及误差、最大抓持力及误差。

（2）各换能器配合各超声刀头时的各个工作模式（能量挡位）的性能指标：尖端主振幅及其误差、

尖端横向振幅上限值、尖端振动频率及其误差、静态电功率及其误差、最大电功率及其误差。

试验方法应参照 YY/T 0644《超声外科手术系统基本输出特性的测量和公布》的要求。

3. 生物学、化学要求

（1）无菌　无菌包装的附件应无菌，无菌检查法参考 GB/T 14233.2《医用输液、输血、注射器具检验方法 第2部分：生物学试验方法》的试验方法。

（2）环氧乙烷残留量　对于环氧乙烷灭菌的产品，应参考 GB/T 16886.7 的环氧乙烷残留量要求制定相关参数要求。

（3）化学要求　预期于患者接触部分包含高分子材料的附件（聚四氟乙烯等），建议参考 GB/T 14233.1《医用输液、输血、注射器具检验方法 第1部分：化学分析方法》制定适宜的检验项目和试验方法，如还原物质、金属离子、酸碱度滴定、蒸发残渣。并根据实际情况参照相关标准确定具体指标要求。"

——来自《超声软组织切割止血系统注册技术审查指导原则》（2018 年第 37 号）

第二节　超声软组织切割止血系统同品种临床评价技术审查指导原则

一、适用范围

"本指导原则适用于超声软组织切割止血系统的同品种临床评价工作。目前已上市产品可闭合血管尺寸通常包括 3mm、5mm 和 7mm。"

二、基本原则

基本原则包括三点内容。

（1）注册申请人需按国家有关文件的导则要求进行临床评价。注册申请人需本着科学、客观的原则，根据申报产品实际情况确定临床评价路径，提供相应的临床评价资料。

（2）若注册申请人通过同品种的方式开展临床评价，在进行临床评价时可参考通则和本指导原则《超声软组织切割止血系统注册技术审查指导原则》（2018 年第 37 号）中提及"申请人在中国申请第一个超声切割止血产品注册，原则上需要在完善的动物实验（体外爆破压力试验、急性动物实验、慢性动物实验）基础上提交申报产品的临床数据"，本指南发布后，不再对申请人提出上述要求。

（3）针对拟申报产品和同品种医疗器械之间的差异，注册申请人需提交充分的科学证据证明二者具有相同的安全有效性，如体外爆破压力试验和动物实验。对于最高可闭合 7mm 血管的超声软组织切割止血系统，由于其临床使用风险相对较高、技术难度相对较大，若无法通过非临床研究证明其安全有效性，可考虑通过申报产品自身临床数据进行进一步论证。

关于（3）中，需要注意其中单独针对最高可闭合 7mm 血管的超声软组织切割止血系统进行了单独的提示，因为该型号的超声刀具有较高的临床使用风险，且技术难度相对较大，需要充分证明其安全有效性。

三、基本要求

对于超声软组织切割止血系统同品种临床评价的基本要求有两点，对比器械的选择以及适用范围及临床使用相关信息的对比。

关于对比器械的选择，注册申请人可选择一种或多种对比器械，建议选取工作原理和作用机制尽可能相同的产品作为对比器械。如果选择多个对比器械，可选择最相近的对比器械进行主要比对。对每一个对比器械给出选择说明，并证明各对比器械的不同特征和功能整合到一台器械上后不会引起新的安全性和有效性的问题。

关于适用范围及临床使用相关信息的对比，对比申报产品和对比器械在适用范围以及临床使用相关信息的相同性和差异性。

1. 适用范围　对比适用人群、适用部位、可闭合的最大血管尺寸、与人体接触方式、使用环境。对比不同模式对应的临床用途。申报产品可闭合的最大血管尺寸不应超出对比器械的可闭合的最大血管尺寸。

2. 使用方法　对比产品各功能、模式的使用方法，并对使用过程进行描述。

关于适用范围，需要注意的是，申报产品可闭合的最大血管尺寸不应该超出对比器械的可闭合的最大血管尺寸，也就是说，如果申报产品可闭合的最大血管尺寸为5mm，则选择的对比器械不能是3mm，应是5mm或7mm。

四、技术特征的对比

建议重点考虑以下内容（包括但不限于）。

1. 结构组成　分别对比主机、换能器和刀头的结构设计。其中刀头需详细对比波导杆、尖端设计、装配方式及各部分的材质，对比需包含图示和尺寸。图示需尽量清晰，以爆炸图或结构图的形式呈现，并标明所有组成部件。

2. 性能要求　性能的实现需要主机、换能器和刀头的配合，性能指标需以"一个主机＋一个换能器＋一个刀头"为单位进行对比。建议对比所有工作模式和能量挡位的性能参数，至少包括申报产品的标称值和申报产品与比对产品的测试值。如果仅选择典型模式和典型挡位进行比对，则需详述其典型性依据。

对比产品技术要求中所有的性能指标，包括但不限于：①各换能器配合各超声刀头时的工作模式和能量挡位的性能指标：尖端主振幅、最大尖端横向振幅、尖端振动频率、静态电功率、最大电功率等。②各超声刀头的最大夹紧力和最大抓持力。

3. 软件核心　对比产品的软件核心功能，列明功能名称、所用核心算法原理和预期用途，并至少提供申报产品核心算法的算法流程图。

以上三点为对比的具体过程，对于对比测试报告以及测试报告所使用的数据一定要具有科学性、独立性、公正性和可追溯性。指导原则对于测试报告的内容提出相应的建议，建议包括测试的目的、时间、人员、场所、测试的环境、测试仪器、被测器械、测试方法、测试结果以及结论。

五、差异的安全有效性证据

1. 指导原则要求　在对比申报产品与等同器械后，若发现二者之间存在显著差异，则必须对这些差异进行深入评估，以确认这些差异是否对产品的临床使用安全性和有效性产生了影响。根据指导原则，这一过程要求系统分析差异的性质、范围及其对临床应用的潜在影响，确保任何可能影响安全有效性的变化均得到充分的科学验证和支持。指导原则中关于这一部分也给出了相应指导：

"针对申报产品与对比器械之间的差异，注册申请人需提交充分的科学证据证明二者具有相同的安全有效性，从而论证其等同性。

科学证据包括但不限于：体外爆破压试验、急性动物实验和慢性动物实验，试验要求见本导则附录1和附录2。

如果申报产品的体外爆破压试验和急性动物实验结果非劣于对比器械试验结果，且慢性动物实验结果表明长期闭合效果可靠，则认为申报产品与对比器械基本等同；

如申报产品的体外爆破压试验和急性动物实验中部分或全部结果劣于对比器械，或慢性动物实验结果未表明长期闭合效果可靠，则认为申报产品与对比器械不等同。

如果对比器械为本公司已上市同类产品，申报产品与对比产品的差异不包括关键设计结构差异、软件核心功能差异和使用方法差异，且能量输出特性基本相同（例如，申报产品与比对产品的差异仅为主机供电方式不同、波导杆长度不同），注册申请人可按照本指南要求进行体外爆破压力试验。

如果申报产品的体外爆破压试验非劣于对比器械试验结果，则认为申报产品与对比器械基本等同，无须开展动物实验。"

——来自《超声软组织切割止血系统同品种临床评价技术审查指导原则》（2021年第93号）

2. 典型示例　指导原则中给出了一些典型的关于等同性判定的案例，示例1为申报产品与对比产品的差异仅波导杆长度不同，产品性能指标基本相同，可按照导则要求进行体外爆破压力试验，若实验结果表明，申报产品不劣于对比产品，则这种情况下可认为二者基本等同。示例2为申报产品和对比器械之间存在波导杆设计以及手柄设计的差异，且该差异导致性能指标有较大的不同，但若企业按照导则要求进行了体外爆破压力试验、急慢性动物实验，实验结果均表明，申报产品不劣于对比产品，即可认为二者基本等同；同样的，若波导板和手柄设计的差异导致产品性能指标产生差异，原则上也可以在动物实验的基础上提交申报产品的临床数据证明二者基本等同的。示例3为，申报产品使用了新的刀头尖端设计，但是没有导致性能指标产生较大的差异，同时按照导则的要求进行了体外爆破压力试验和急慢性动物实验，实验的结果证明，申报产品不劣于对比产品，则认为二者基本等同；同样的，若刀头尖端的设计差异导致了性能指标具有较大的差异，在动物实验基础上提交申报产品的临床数据原则上也是可以证明二者基本等同。

除此之外，还有一种情况可无须开展动物实验。如果对比器械是本公司已上市的同类产品，且经过对比后发现申报产品与对比产品在关键设计结构、软件核心功能、使用方法与能量输出特性基本相同，申报产品和对比产品的差异仅仅是主机供电方式的不同，或波导板长度不同。然后，注册申请人按照指南要求进行体外爆破压力试验，且实验结果证明申报产品不劣于对比器械，则可以认为申报产品与对比器械基本等同。这种情况下就不需要开展动物实验。

3. 动物实验　对于超声刀类产品，动物实验是论证等同性的关键的非临床科学证据。针对超声刀类产品，动物实验主要是包括体外爆破压力试验、急性动物实验、慢性动物实验。体外爆破压力试验主要用于评估产品闭合血管的能力，实验也可用于动物实验所用典型刀头的选择，和用于新开发的刀头与已有刀头的对比研究。急性动物实验主要评估产品切割、闭合的即时效果及热损伤情况。对于每一种新开发的换能器与有代表性刀头的组合，均应进行急性动物实验。慢性动物实验主要观察长期止血情况、组织的愈合情况，对于每一种新开发的换能器与有代表性刀头的组合，均应进行慢性动物实验。

指导原则中关于动物实验提出了两点要求：①动物实验的质量控制；②开展动物实验的原因。首先，关于动物实验的质量控制。导则中要求注册申请人负责实验的真实性、可靠性；实验数据真实、科学、可靠和可追溯；方案和报告需要涵盖医疗器械动物实验的全过程，包括实验的方案设计、实施、监查，以及数据的采集、记录，分析总结和报告；试验机构具有相应资质、能力；实验动物为有资质的机构提供；操作人员有相应的资质；存档应为质量体系文件，并按要求存档。导则中是要求注册申请人要负责实验的真实性、可靠性。

为什么对于超声刀类的产品需要开展动物实验呢？因为单纯依靠台架试验不能充分评估超声软组织切割止血系统用于临床的风险；通过动物实验可以观察到在临床试验中不宜或难以完成的实验项目，可以更客观、完整地提供支持设备的安全性和有效性的证据。若需要开展临床试验，动物实验应在临床试验前完成。动物实验可以为临床试验的方案提供依据，预测在临床试验中可能出现的不良事件，降低临床试验受试者和临床使用者承担的风险。动物实验还可作为临床评价的重要资料。

证明申报产品和等同器械之间的基本等同性后，下一步就需要收集同品种医疗器械的临床数据。

六、同品种医疗器械的临床数据

指导原则中关于这一点给出了相应的要求。如果判定申报产品与对比器械基本等同，则可收集同品种医疗器械的临床数据集，以证明申报产品自身的安全有效性。同品种医疗器械临床数据的收集需考虑实际闭合效果、可处理血管尺寸、术后愈合、术中出血、不良事件（需着重关注侧向热损伤和术后出血）等情况，需能证实其在真实世界中临床应用情况。

第三节　超声软组织切割止血系统临床评价关注要点

一、关注要点

对于超声软组织切割止血系统临床评价需要关注两部分内容：①在申报产品和等同器械之间建立一个等同性，即等同性论证部分；②在建立了等同性之后进行等同器械的临床数据收集，即临床数据部分。

如果申报产品和等同器械在结构组成、能量输出、工作原理、材料信息、刀头尺寸、静态电功率、最大电功率、夹紧力和抓持力、主声输出面积等其他产品技术要求的关键参数，以及是否包含涂层方面存在差异，是否能够建立等同性？如何建立等同性？

临床数据部分，根据等同器械的单元划分检索临床数据，包括临床试验数据、临床文献数据、临床经验数据，有效性和安全性评价指标。如何提取数据以及关键的有效性和安全性的评价指标？下面将针对上述问题进行阐述。

（一）等同性论证部分

超声刀类产品，等同性论证部分一般从以下 9 点进行分析。

1. 结构组成　某些固件的位置不同，例如开关位置不同；针对这一类差异可以在报告中进行说明，比如描述开关位置不同的原因，说明设计的出发点，阐述改变开关位置设计可以降低误触发关闭的可能性，进而提高安全性等。

2. 能量输出　如果申报产品只有超声一种能量输出，而等同器械既有超声又有高频两种能量输出。这种情况，依旧可以认定等同器械和申报器械之间的等同性。因为等同器械能够提供两种能量驱动，即射频和超声，申报产品只能提供一种能量驱动超声手术器械；但是两者又都是用于需要控制出血和最小程度热损伤的软组织切割，所以它们之间存在的差异不影响等同性判定。

3. 工作原理　如果申报产品和等同器械的处理器不同，这种情况下只是器件的选型差异，不影响功能实现。因为申报产品和等同器械均是需要通过处理器产生驱动信号，进而实现输出。只要在输出实现方面的差异不影响功能的实现，则认为没有实质性的差异。

4. 材料信息　如果只有申报产品的材料信息，没有获取等同器械的材料信息，此时视为申报产品和等同器械在材质方面有差异。但是如果申报产品所使用的材料是常用的医疗器械材料，具有良好的生物相容性，并且通过申报产品的生物性能测试以及动物实验，证实申报产品的材质差异不影响产品的临床使用、性能以及安全性，则不影响等同性的判定。

5. 刀头尺寸　如果申报产品和等同器械有不同的刀头尺寸，即拨刀杆长度不同，例如申报产品有三种不同长度，而等同器械只有两个长度，则可以结合考虑临床应用情况以及最初研发设计的考虑点，进而证实此类差异不影响等同性论证。

6. 静态电功率最大电功率　如果申报产品和对比器械的最大功率不同，则需要分析影响此项性能差异的因素，软件更新或增加了新的组件，其对产品的最终安全性能和有效性能是否有影响。

7. 夹紧力和抓持力　和上述最大功率情况相似，均要首先判断影响性能差异的因素，如果是结构部件方面，则要考虑新添加的材料是否会引起安全有效性的不同。

8. 主声输出面积等其他产品技术要求的关键参数　如果等同器械的上述产品技术要求具体数值无法获取，则可以利用对比器械和申报产品进行对比测试得到实测值并观察差异，如果两者之间不存在统计学上的差异，则可以证实申报产品和等同器械之间具有等同性。

9. 涂层　在对比时需要关注刀头是否有涂层，如有，需判断涂层材料是否一致。一般情况下，涂层的材料都可以通过公开途径获取。

（二）临床数据部分

根据等同器械的特征检索临床数据，包括临床试验数据、临床文献数据以及临床经验数据。

1. 临床文献数据　临床文献检索时，需考量以下几点。

（1）检索词。很多医疗器械，尤其跨国医疗器械经常会有并购史，通过搜索引擎查询其并购史，获知之前所属的厂家名称，通过这些名称加上产品名称，限定检索范围。

（2）产品名称。明确其在国外和中国是否相同的，有针对性地检索中文文献和英文的文献。

（3）因为超声刀应用手术类型较多，因此不建议使用特定的手术类型名称限定检索范围。

（4）如果等同器械是分开注册的，例如主机和刀头分开注册，检索词在设定时应该涵盖主机的型号、名称，刀头型号、名称以及刀头系列名称。

（5）明确刀头和主机是否为一一对应的关系。一般 A 刀头只能用于 A 主机，临床文献当中多数不会注明主机所用的刀头，若通过说明书、产品的 510K 等公开途径，能够获取此类信息，通过这些信息证实 A 刀头只能用于 A 主机，这种情况下若检索到的文献中，虽然仅包含了 A 刀头但没有体现主机的型号数据，但该文献既可以用来评估 A 刀头的安全有效性，也可以用来评估 A 主机的安全有效性。因为根据说明书等途径，证实了 A 刀头和 A 主机一一对应的关系。相反的，如果 A 主机同时适配 A 刀头和 B 刀头，在这样的情况下，检索到文献当中提及 A 主机的数据只能用于评估 A 主机的安全有效性，不能评估其他型号的刀头的安全有效性，因为不能确定文献中 A 主机所用的刀头型号（除非文献中已明确说明）。

2. 临床经验数据　关于临床经验数据，需要关注两点内容。

（1）检索词。如果等同器械是分开注册的，则需要分开设定检索词的。而且在查询经验数据时，找到发生的不良事件后，需要根据事件的描述明确该事件是针对主机还是刀头，比如刀头的涂层脱落，该不良事件就是属于刀头；所以在检索不良事件的结果后，要针对具体事件进行具体分析。

（2）对于有效性和安全性指标评价。通过超声软组织切割止血系统的产品名称可知，该器械主要作用是切割和止血，基于文献检索和查找，可以得知该类器械主要有效性评价指标有术中出血量、手术时间；主要安全性评价指标有并发症发生率、切口感染发生率。不同手术，主要评价指标还会有所增加：用于肠梗阻手术时，指标还有切口疝发生率、肠粘连发生率；用于甲状腺手术时，指标还有声音嘶哑发生率（%）、胸壁麻木发生率（%）、精神神经损伤发生率、切口淤血发生率等。

以上为超声软组织切割止血系统在临床评价中的关注的要点。

二、常见问题

问题一：超声软组织切割止血刀头可否连接其他厂家主机、换能器使用？

答：超声软组织切割止血设备，主机、换能器、刀头的匹配性对产品安全有效性有很大的影响，各部分设计开发需要作为一个整体来统筹考虑。即使在设计开发时与其他厂家已获准上市产品的配合使用进行了充分的验证、确认，但如果对方的设计变更情况不能及时掌握，就无法对设计变更进行系统分析，可能会出现匹配性的问题，从而引发安全有效性风险。因此，除非刀头和主机、换能器的注册申请人有明确的合作关系，可以确保对彼此产品设计变更能做到系统分析，否则是不允许刀头和其他厂家的主机、换能器配用的。

问题二：最高可闭合 7mm 血管的超声软组织切割止血手术设备，提供体外爆破压试验和动物实验作为支持性证据是否充分？

答：根据《超声软组织切割止血系统同品种临床评价技术审查指导原则》，由于最高可闭合 7mm 血管的超声软组织切割止血手术设备临床使用风险相对较高、技术难度相对较大，建议在体外爆破压试验和动物实验的基础之上，通过申报产品自身临床数据进一步论证其安全有效性。在境内开展的临床试验应符合《医疗器械临床试验质量管理规范》相关要求。

问题三：高频超声集成手术设备，如果既可以单独输出高频或超声能量，又可以同时输出高频和超声能量，进行电磁兼容检验时应如何考虑测试模式？

答：根据 GB 9706.4 标准相关要求，"在电源接通而高频输出不激励时应符合第 1 组的限值要求"，因此对于发射试验应选择最不利模式（至少应包含最大超声输出模式）进行测试，按照 1 组 A 类进行试验。对于抗扰度试验，应分别选择待机模式、超声输出模式、高频输出模式和双输出模式，在最不利情形下进行试验。

问题四：超声软组织切割止血设备，如主机、换能器可配合非本注册单元内的其他超声刀头，申报资料有何要求？

答：首先，建议可配合使用的超声刀头与主机、换能器作为同一个注册单元申报。其次，虽然申报注册的产品组成中不包含超声刀头 B，但是申请了"主机 + 换能器 + B 刀头"的配合使用，需要证明配合使用的安全有效性；需要在产品技术要求中明确配合使用的性能指标并提交检验报告；还需提交其他与配合使用相关的资料，包含但不限于量效关系、动物实验、临床评价资料等。由于 B 刀头不在产品组成中，与配合使用无关的物理性能（夹持力等）、化学性能、生物相容性、包装有效期研究资料不需要提交。

问题五：超声软组织切割止血设备在进行电磁兼容试验时，可否仅选择一个型号的刀头作为典型型号检测？

答：普通的超声刀头（不包含换能器）仅传导声能，不传导电能，理论上对电磁兼容性能没有影响。有些超声刀头为了识别一次性使用、收集刀头工作参数等功能，刀头内带有芯片，需要进行供电，对电磁兼容性能可能有影响。对于不带有芯片，不传导电信号、电能的超声刀头，可以选择一个型号刀头进行检测。

问题六：用于直径 5mm 血管的超声软组织切割止血设备，急性动物实验所用动物数量应如何确定？

答： 由于超声软组织切割止血设备通常都带有反馈功能，会根据负载变化实时调整输出的频率、功率，量效关系较复杂，通过台架试验的性能测试不足以评估产品临床应用的安全有效性，因此需要通过动物实验对产品的安全有效性进行充分的评估。急性动物实验中，应先通过统计学计算得出所需血管的数量，再根据每头动物可用于实验的相应尺寸血管数量估算动物数量。注意还应充分考虑闭合其他血管后可能对待切割闭合血管血供的影响，确保每根血管在进行切割闭合时处于正常的生理状态。

问题七：超声软组织切割止血设备动物实验，有多个代表型号的超声刀头，动物实验刀数、动物头数应如何分配？

答： 可根据《超声软组织切割止血系统注册技术审查指导原则》第十（四）部分的要求选择代表刀头进行试验，不同型号代表刀头应独立进行评价，刀数应独立进行计算。慢性动物实验建议不在同一只动物上对多个刀头进行实验，以避免出现无法区分分析的问题。

问题八：超声软组织切割止血设备动物实验，超声刀头的代表型号应如何选择？

答： 动物实验超声刀头代表型号选择应参照《超声软组织切割止血系统注册技术审查指导原则》第十（四）部分的要求："代表性刀头的选择原因，应进行详细的论证。所选择刀头与其所代表刀头应有相同的尖端设计，性能指标（产品技术要求中所载明的指标）应基本相同。被代表的刀头爆破压力测试的结果应不劣于所选择的代表刀头。"通常可在尖端设计相同、性能指标基本相同（标称误差适当），仅刀杆长度不同、带/不带涂层、手柄设计不同（不影响夹闭力的外观设计）的刀头中进行选择，选择其中体外爆破压力测试结果最差的刀头作为典型型号进行急性、慢性动物实验。

问题九：超声高频集成手术设备包含了超声与高频两类手术设备，该产品应该如何进行分类？分类编码该如何填写？是否需要申请分类界定？

答： 有源医疗器械中组合产品的情况很多，经常出现一个产品包含两个独立的功能模块，且每个模块分属不同的分类子目录或分类编码的情况。产品类别应按二者管理类别较高的判定。对于分类编码，如该类产品已有明确界定，则应以界定文件为准。如无界定，申请人可自行判定产品以哪个模块为主，并填写该模块的子目录或编码；如无法判断，可填写任意一个模块的子目录或编码，不需要单独申请分类界定。以超声高频集成手术设备为例，超声手术设备分类编码为 01 - 01 - 01，高频手术设备分类编码为 01 - 03 - 01，二者均属于 01 子目录下的三类医疗器械，因此整体产品类别也为三类。如产品主体功能为超声手术设备，则申报时可填写分类编码 01 - 03 - 01，如无法确定也可以填写 01 - 00。

问题十：超声软组织切割止血设备，含主机、换能器、刀头、脚踏开关，可否申请变更增加转换器，将组成中的换能器、刀头连接到其他厂家主机使用？

答： 超声软组织切割止血设备的主机和换能器、刀头的匹配性对产品的安全有效性有很大的影响，各部分的设计开发需要作为一个系统统筹考虑。即使在设计开发时对其他厂家已获准上市产品的配合使用进行了充分的验证、确认，但如果对设计变更情况不能及时掌握，就无法对设计变更进行系统分析，从而导致因匹配性问题而引入安全有效性的风险。所以，如果和对方厂家有明确的合作关系，可以确保彼此间产品设计变更能做到系统分析，则可以申请；如果不是，则不可以申请。

书网融合……

本章小结

附录　医疗器械相关法规章程、指导原则、目录、行业标准

为医疗器械产品的注册做到有法可依，以下列出主要法规章程、指导原则、目录供参考。

一、医疗器械法规章程

《医疗器械监督管理条例》（国务院令第 739 号）

《医疗器械注册与备案管理办法》（国家市场监督管理总局令第 47 号）

《医疗器械临床试验质量管理规范》（2022 年第 28 号）

国家药监局关于实施《医疗器械临床试验质量管理规范》有关事项的通告（2022 年第 21 号，5 个范本）

《医疗器械拓展性临床试验管理规定（试行）》（公告 2020 年第 41 号）

二、指导原则

《医疗器械临床评价技术指导原则》（2021 年第 73 号通告）

《医疗器械临床评价等同性论证技术指导原则》（2021 年第 73 号通告）

《医疗器械注册申报临床评价报告技术指导原则》（2021 年第 73 号通告）

《列入免于临床评价医疗器械目录产品对比说明技术指导原则》（2021 年第 73 号通告）

《体外诊断试剂临床试验技术指导原则》（2021 年第 72 号）

《决策是否开展医疗器械临床试验技术指导原则》（2021 年第 73 号通告）

《真实世界数据用于医疗器械临床评价技术指导原则（试行）》（2020 年第 77 号）

《医疗器械临床试验设计指导原则》（2018 年第 6 号）

《接受医疗器械境外临床试验数据技术指导原则》（2018 年第 13 号）

《医疗器械临床试验数据递交要求注册审查指导原则》（2021 年第 91 号）

三、目录

《需进行临床试验审批的第三类医疗器械目录》（2020 年修订版，通告 2020 年第 61 号）

《免于临床评价医疗器械目录》的通告（2021 年第 71 号）